Ulrike Mägdefrau

BMPs in physiologischen und pathophysiologischen Prozessen der Leber

Ulrike Mägdefrau

BMPs in physiologischen und pathophysiologischen Prozessen der Leber

Einfluss von Bone Morphogenetic Proteins (BMPs) auf Eisenstoffwechsel und Hepatokanzerogenese

Südwestdeutscher Verlag für Hochschulschriften

Impressum/Imprint (nur für Deutschland/only for Germany)
Bibliografische Information der Deutschen Nationalbibliothek: Die Deutsche Nationalbibliothek verzeichnet diese Publikation in der Deutschen Nationalbibliografie; detaillierte bibliografische Daten sind im Internet über http://dnb.d-nb.de abrufbar.
Alle in diesem Buch genannten Marken und Produktnamen unterliegen warenzeichen-, marken- oder patentrechtlichem Schutz bzw. sind Warenzeichen oder eingetragene Warenzeichen der jeweiligen Inhaber. Die Wiedergabe von Marken, Produktnamen, Gebrauchsnamen, Handelsnamen, Warenbezeichnungen u.s.w. in diesem Werk berechtigt auch ohne besondere Kennzeichnung nicht zu der Annahme, dass solche Namen im Sinne der Warenzeichen- und Markenschutzgesetzgebung als frei zu betrachten wären und daher von jedermann benutzt werden dürften.

Verlag: Südwestdeutscher Verlag für Hochschulschriften GmbH & Co. KG
Dudweiler Landstr. 99, 66123 Saarbrücken, Deutschland
Telefon +49 681 37 20 271-1, Telefax +49 681 37 20 271-0
Email: info@svh-verlag.de

Zugl.: Regensburg, Universität Regensburg, Diss., 2010

Herstellung in Deutschland:
Schaltungsdienst Lange o.H.G., Berlin
Books on Demand GmbH, Norderstedt
Reha GmbH, Saarbrücken
Amazon Distribution GmbH, Leipzig
ISBN: 978-3-8381-2769-9

Imprint (only for USA, GB)
Bibliographic information published by the Deutsche Nationalbibliothek: The Deutsche Nationalbibliothek lists this publication in the Deutsche Nationalbibliografie; detailed bibliographic data are available in the Internet at http://dnb.d-nb.de.
Any brand names and product names mentioned in this book are subject to trademark, brand or patent protection and are trademarks or registered trademarks of their respective holders. The use of brand names, product names, common names, trade names, product descriptions etc. even without a particular marking in this works is in no way to be construed to mean that such names may be regarded as unrestricted in respect of trademark and brand protection legislation and could thus be used by anyone.

Publisher: Südwestdeutscher Verlag für Hochschulschriften GmbH & Co. KG
Dudweiler Landstr. 99, 66123 Saarbrücken, Germany
Phone +49 681 37 20 271-1, Fax +49 681 37 20 271-0
Email: info@svh-verlag.de

Printed in the U.S.A.
Printed in the U.K. by (see last page)
ISBN: 978-3-8381-2769-9

Copyright © 2011 by the author and Südwestdeutscher Verlag für Hochschulschriften GmbH & Co. KG and licensors
All rights reserved. Saarbrücken 2011

Inhaltsverzeichnis

ZUSAMMENFASSUNG		**1**
1.	**EINLEITUNG**	**3**
1.1	**Die Leber**	**3**
1.1.1	Aufbau der Leber	3
1.1.2	Funktion der Leber	4
1.2	**Das hepatozelluläre Karzinom (HCC)**	**5**
1.2.1	Epidemiologie	5
1.2.2	Ätiologie und Pathogenese	6
1.2.3	Klassifikation (Staging und Grading)	8
1.2.4	Therapie und Prognose	10
1.3	**Hypoxie und der Transkriptionsfaktor HIF-1 („hypoxia-inducible factor")**	**11**
1.3.1	Der Transkriptionsfaktor HIF-1	11
1.3.2	Regulation von HIF-1α unter Normoxie bzw. Hypoxie	13
1.3.3	Einfluss von Hypoxie auf die Tumorigenese	16
1.4	**Bone Morphogenetic Proteins (BMPs)**	**17**
1.4.1	Signaltransduktion und Regulation des BMP-Signalwegs	18
1.4.2	Funktion der Bone Morphogenetic Proteins	21
1.5	**Der Eisenstoffwechsel**	**23**
1.5.1	Intestinale Eisenabsorption	24
1.5.2	Transport von Eisen im Blut und Aufnahme in die Zielzellen	25
1.5.3	Regulation der systemischen Eisenhomöostase	27
2.	**ZIELSETZUNG DER VORLIEGENDEN DISSERTATION**	**34**
3.	**ERGEBNISSE**	**35**
3.1	**Die Funktion und Regulation von BMP4 im hepatozellulären Karzinom**	**35**
3.1.1	Analyse der BMP4 Expression im hepatozellulären Karzinom	35
3.1.2	Regulation der BMP4 Expression im hepatozellulären Karzinom	38
3.2	**Die Bedeutung der BMPs für die Regulation des Eisenstoffwechsels**	**48**
3.2.1	Einfluss der BMP6 Expression auf den Eisenstoffwechsel	48
3.2.2	Zelluläre Lokalisation der BMP6 Expression	51
3.2.3	Untersuchung der BMP Effekte auf die Hepcidin Expression	55
3.3	**Die Rolle von BMP4 und BMP6 im Eisenstoffwechsel des HCCs**	**57**
3.3.1	Analyse der BMP6 Expression im hepatozellulären Karzinom	57
3.3.2	Regulation der Hepcidin Expression im hepatozellulären Karzinom	58
3.3.3	Regulation von Hemojuvelin im hepatozellulären Karzinom	63

4.	**DISKUSSION**	**66**
4.1	Die Hypoxie-vermittelte Regulation von BMP4 und die Bedeutung von BMP4 für die Progression des hepatozellulären Karzinoms	66
4.1.1	Nachweis der Ets-1 vermittelten Regulation der BMP4 Expression unter normoxischen und hypoxischen Bedingungen	67
4.1.2	Funktioneller Einfluss der verstärkten BMP4 Expression auf die Progression des hepatozellulären Karzinoms	70
4.2	Die Rolle von BMP6 für die Aufrechterhaltung der Eisenhomöostase	72
4.2.1	Identifikation des BMP6 exprimierenden Zelltyps	74
4.2.2	Einfluss weiterer BMPs auf den Eisenstoffwechsel	76
4.2.3	Analyse der Interaktion des Eisen-abhängigen BMP6-induzierten Smad-Signalwegs mit weiteren Regulationsmechanismen	79
4.3	Die Regulation der Hepcidin Expression im hepatozellulären Karzinom durch den BMP Ko-Rezeptor Hämojuvelin	82
4.3.1	Analyse der Ursache für die verminderte Hepcidin Expression im HCC	83
4.3.2	Mechanismen zur Regulation der HJV Expression	86
5.	**MATERIALIEN UND METHODEN**	**89**
5.1	**Materialien**	**89**
5.2	**Methoden**	**107**
EIGENE PUBLIKATIONEN		**124**
LITERATURVERZEICHNIS		**125**
ABKÜRZUNGSVERZEICHNIS		**141**

Zusammenfassung

Bone Morphogenetic Proteins (BMPs) sind sowohl an der Regulation zahlreicher Stoffwechselvorgänge als auch an der Entwicklung verschiedener Tumore wesentlich beteiligt. Im Rahmen der vorliegenden Arbeit wurde die spezifische Rolle ausgewählter BMPs in der Aufrechterhaltung der Eisenhomöostase, sowie in der Entstehung und Progression des hepatozellulären Karzioms (HCCs) eingehend untersucht. So konnte in den durchgeführten Expressionsanalysen erstmals gezeigt werden, dass BMP4 *in vitro* in HCC-Zelllinien und *in vivo* in tumorösen Lebergeweben verstärkt exprimiert wird. Computer-basierte Analysen des *bmp4* Promotors wiesen auf potentielle Bindestellen für die Transkriptionsfaktoren HIF-1α und Ets-1 hin. Da das hepatozelluläre Karzinom ein hypoxisches Gewebe darstellt, wurde eine potentielle HIF-1 abhängige Induktion der BMP4 Expression im Detail analysiert. Dabei konnte zwar eine Steigerung der BMP4 Expression unter hypoxischen Bedingungen detektiert, jedoch keine direkte Bindung von HIF-1α an den Promotorbereich von *bmp4* nachgewiesen werden. Vielmehr konnte gezeigt werden, dass der Transkriptionsfaktor Ets-1 im HCC in Abhängigkeit vom vorherrschenden Sauerstoff-gehalt reguliert wird und dadurch unter hypoxischen Bedingungen die HIF-abhängige Induktion der BMP4 Expression vermittelt. Funktionelle Studien ergaben, dass die im HCC nachgewiesene Überexpression von BMP4 entscheidend die Progression des Karzinoms fördert. Zum einen begünstigt BMP4 die Migration, die Invasion sowie das Matrix-unabhängige Wachstumsverhalten der malignen Zellen (autokriner Effekt), zum anderen gewährleistet der hohe BMP4 Spiegel auch eine verbesserte Gefäßversorgung des Tumors, da die Vaskularisierung gefördert wird (parakriner Effekt).

Zwar wurde in der Literatur bislang für mehrere Mitglieder der BMP-Familie auch eine Beteiligung an der Regulation des Eisenstoffwechsels *in vitro* beschrieben, doch konnte in der vorliegenden Arbeit erstmals BMP6 als der Hauptregulator der Hepcidin Expression *in vivo* identifiziert werden. Weitere Analysen ergaben, dass BMP6 nicht wie vermutet in der Leber, sondern in den Enterozyten des Dünndarms in Abhängigkeit vom Eisenspiegel exprimiert wird. Dadurch konnte ein komplexes System zur Aufrechterhaltung der Eisenhomöostase im Detail charakterisiert werden, in welchem BMP6 als Eisensensor im Dünndarm fungiert. Das bedeutet, bei hohen Eisenspiegeln wird BMP6 dort gezielt exprimiert, um anschließend in der Leber die Induktion der Hepcidin Expression zu vermitteln und so die Eisenaufnahme bzw. -freisetzung zu limitieren.

Weitere Untersuchungen zeigten, dass BMP6 in Analogie zu BMP4 im HCC verstärkt exprimiert wird. Überraschenderweise konnte jedoch bei einer Analyse der Hepcidin-Spiegel im HCC trotz der verstärkten BMP Expression keine Induktion, sondern vielmehr eine Reduktion der Hepcidin Expression detektiert werden. Expressionsanalysen der BMP6

Zusammenfassung

spezifischen Rezeptoruntereinheit Alk2 zeigten, dass diese im HCC kaum exprimiert wird. Deshalb ist BMP6 nicht in der Lage, die Hepcidin Expression im HCC zu induzieren bzw. zu modulieren. BMP4, welches auch *in vitro* als Modulator des Eisenstoffwechsels beschrieben wurde, konnte in HCC-Zelllinien im Vergleich zur physiologischen Situation keine starke Induktion der Hepcidin Expression bewirken. Die Suche nach einem zwischengeschalteten Molekül, welches potentiell für die fehlende Vermittlung der BMP induzierten Effekte verantwortlich sein könnte, ergab, dass der BMP Ko-Rezeptor Hämojuvelin (HJV, RGMc) im HCC nur sehr schwach exprimiert wird. Es konnte gezeigt werden, dass es aufgrund des Verlusts von HJV im HCC, trotz der in diesem Gewebe vorliegenden verstärkten BMP Expression, nicht zu einer Induktion der Hepcidin Expression und somit auch nicht zu einer verstärkten Eisenaufnahme bei HCC-Patienten kommt. Als Ursache der geringen HJV Expression wiesen erste Untersuchungen auf eine verstärkte Destabilisierung des HJV Transkriptes in HCC-Zellen hin, was in zukünftigen Untersuchungen bestätigt werden muss. Zusammenfassend stellen diese molekularen Veränderungen einen entscheidenden Mechanismus im Eisenstoffwechsel dar, durch welchen HCC Patienten mit erhöhten BMP Expressionsspiegeln vor dem Auftreten ernsthafter Veränderungen des Eisenstoffwechsels geschützt werden.

In der vorliegenden Arbeit konnte somit zum einen gezeigt werden, dass Bone Morphogenetic Proteins im Allgemeinen bzw. BMP4 im Speziellen entscheidend die Progression des hepatozellulären Karzinoms fördern und folglich einen interessanten therapeutischen Angriffspunkt zur Behandlung des HCCs darstellen. Zum anderen spielen sie aber auch in physiologischen Prozessen der Leber eine wesentliche Rolle, denn sie tragen durch die Regulation der Hepcidin Expression zur Aufrechterhaltung der Eisenhomöostase bei.

1. Einleitung

1.1 Die Leber

1.1.1 Aufbau der Leber

Die Leber ist mit 1.500 bis 2.000 Gramm das größte der parenchymalen Organe des menschlichen Organismus. Sie ist im rechten Oberbauch lokalisiert und besteht makroskopisch aus einem kleinen linken **Leberlappen** (*Lobus sinister*) und einem großen rechten Leberlappen (*Lobus dexter*; siehe Abbildung 1-1). Dabei sind zwei weitere Leberlappen, der quadratische Lappen (*Lobus quadratus*) und der geschwänzte Lappen (*Lobus caudatus*) aufgrund ihrer Gefäßversorgung als Bestandteile des linken Leberlappens anzusehen. Die Leber wird von einer bindegewebsartigen Schicht (Glisson Kapsel) sowie vom Bauchfell (*Peritoneum*) umhüllt, welche beide sensible Nervenfasern enthalten. Die **Blutversorgung** der Leber erfolgt zum einen durch nährstoffreiches, venöses Blut über die Pfortader der Leber (*Vena portae*). Zum anderen durch sauerstoffreiches Blut über die hepatische Arterie (*Arteria hepatica*). Beide Gefäße treten an der Leberpforte (*Porta hepatis*) in die Leber ein und verzweigen sich in den mikrovaskulären Gefäßen der Leberlappen (Sinusoide). Der Blutstrom verlässt die Leber über die Lebervene (*Vena hepatica*) in die untere Hohlvene (*Vena cava inferior*).

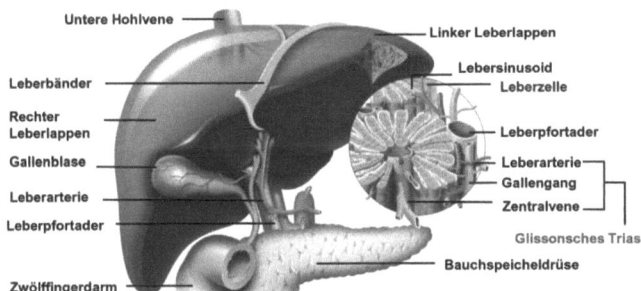

Abbildung 1-1: Schematische Darstellung des Aufbaus der Leber (modifiziert nach der Abbildung der Wissen Media Verlag GmbH, München).

Mikroskopisch kann eine Aufteilung der Leber in acht **Segmente** erfolgen. Jedes dieser Segmente setzt sich aus vielen winzigen, 1-2 mm großen Leberläppchen (*Lobuli hepatis*) zusammen, welche hauptsächlich aus Hepatozyten bestehen. An den Eckpunkten benachbarter Segmente liegen die Portalfelder (Glissonsches Dreieck), in denen jeweils ein Ast der Leberarterie (*Arteria interlobularis*), der Pfortader (*Vena interlobularis*) sowie ein Gallengang (*Ductus biliferus*) verlaufen. Zwischen den Leberzellen befinden sich die erweiterten Kapillaren der Leber (Sinusoide), welche mit einem diskontinuierlichen Endothel (sinusoidale Endothelzellen) ausgekleidet sind. Durch sie erfolgt der Bluttransport in Richtung Zentrum der Lobuli, wo der Blutstrom in die Zentralvene mündet.

Im Lumen der hepatischen Sinusoiden befinden sich residente Makrophagen, die sogenannten Kupffer **Zellen**, welche apoptotische Zellen und Mikroorganismen phagozytieren können und anschließend proinflammatorische Zytokine freisetzen. Weiterhin ist zwischen den Endothelzellen der Lebersinusoide und den Leberzellen selbst der sogenannte Disse'sche Raum lokalisiert, in dem sich hepatischen Sternzellen (HSZ) befinden (siehe Abbildung 1-2). Letztere dienen der Retinoid- und Fettspeicherung und sind des Weiteren für die Synthese der extrazellulären Matrix verantwortlich (Blouin et al. 1977, Geerts 2001).

Sowohl die sinusoidalen Endothelzellen als auch die Kupffer- und hepatischen Sternzellen zählen zu den Nicht-Parenchymzellen der Leber und machen dabei ca. 6 Volumenprozent dieses Organs aus, während die Parenchymzellen (Hepatozyten) mit 94 Volumenprozent den Hauptzelltyp der Leber darstellen.

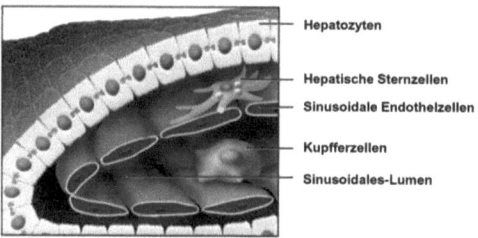

Abbildung 1-2: Schematische Darstellung der Zelltypen in der Leber (modifiziert nach Bataller und Brenner 2005).

1.1.2 Funktion der Leber

Als zentrales Stoffwechselorgan des menschlichen Organismus ist die Leber für die Produktion lebenswichtiger Eiweißstoffe, die Verwertung von Kohlenhydraten bzw. Fetten, die Gallensäureproduktion und somit für den Abbau sowie die Ausscheidung von Stoffwechselprodukten verantwortlich. Dabei spielt die Leber besonders im **Kohlenhydratstoffwechsel** eine wichtige Rolle, da sie in Abhängigkeit von der vorliegenden Konzentration der Hormone Insulin bzw. Glukagon den Blutglukosespiegel unabhängig von der Nahrungsmittelzufuhr konstant halten kann. Durch Glykogenese ist sie in der Lage, bei einem erhöhten Blutglukosespiegel Glukose in Glykogen (ein Polymer der Glukose als Speicherform) umzuwandeln und im Bedarfsfall durch Glykogenolyse (den Abbau von Glykogen in Glukose Monomere) die dann benötigte Glukose wieder freizusetzen.

Weiterhin ist die Leber durch die Bildung von Albumin, Globulin und Blutgerinnungsfaktoren (z.B. Fibrinogen, Prothrombin) am **Eiweißstoffwechsel** beteiligt. Im **Fettstoffwechsel** trägt die Leber zum Aufbau körpereigener Fette aus Fettsäuren und Glukose (Lipogenese) und umgekehrt zur Freisetzung letzterer bei (Lipolyse). Des Weiteren ist sie in der Lage Cholesterol sowie die daraus abgeleiteten Gallensäuren zu synthetisieren. Auch im **Eisenstoffwechsel** spielt die Leber eine zentrale Rolle. So kann durch die Regulation der Hepcidin Expression in der Leber die Eisenaufnahme moduliert und so die Aufrechterhaltung der Eisenhomöostase gewährleistet werden. Eine detaillierte Beschreibung dieser Zusammenhänge erfolgt in Kapitel 1.5.

Eine der wichtigsten Aufgaben der Leber ist die **Entgiftung** von endo- und exogenen Giftstoffen, welche metabolisiert werden, um über die Galle oder in wasserlöslicher Form über die Nieren ausgeschieden zu werden. Auch das beim Aminosäureabbau entstehende Ammoniak kann über den Harnstoffzyklus der Leber detoxifiziert werden. Neben diesen in Übersicht aufgeführten Funktionen, ist die Leber an vielen weiteren physiologischen Mechanismen (wie zum Beispiel der Regulation des Vitamin- und Spurenelementstoffwechsels) beteiligt, auf welche an dieser Stelle aber nicht näher eingegangen werden soll.

Die Leber besitzt im Vergleich zu anderen Organen des Körpers eine sehr hohe Fähigkeit zur **Regeneration**, wobei diese infolge krankhafter Veränderungen stark limitiert sein kann. Zu den häufigsten Ursachen für eine verminderte Regenerationsfähigkeit zählt die Zerstörung des funktionellen Lebergewebes aufgrund einer Leberzirrhose. Letztere wiederum kann im fortgeschrittenen Stadium zur Entwicklung eines hepatozellulären Karzinoms führen, welches im Folgenden näher beschrieben wird.

1.2 Das hepatozelluläre Karzinom (HCC)

1.2.1 Epidemiologie

Das hepatozelluläre Karzinom ist ein hochmaligner Tumor, welcher sich ausgehend von entarteten Hepatozyten entwickelt. Mit mehr als 500.000 Todesfällen jährlich ist das HCC die dritthäufigste tumorassoziierte Todesursache weltweit und stellt die fünfthäufigste Krebserkrankung dar. Dabei differiert die geographische Ausbreitung stark (Parkin et al. 2004,

Semela und Heim 2006). Die höchsten Inzidenzen mit 100 Neuerkrankungen pro 100.000 Individuen können besonders in Entwicklungsländern, wie in Teilen Afrikas und Asiens verzeichnet werden, wohingegen in den westlichen Nationen nur etwa 10 von 100.000 Menschen pro Jahr an einem HCC erkranken (Parkin et al. 2005, Blum 2005). Jedoch konnte neuesten Studien zufolge besonders in den westlichen Nationen ein fortwährender Anstieg der Inzidenzen festgestellt werden (Kubicka et al. 2000, El-Serag 2004). Dies wird zum einen der zunehmenden Häufigkeit von Hepatitis C Infektionen in diesen Ländern zugeschrieben, zum anderen aber auch der immer häufiger auftretenden nichtalkoholischen Steatohepatitis (NASH) als Folge von Übergewicht und Diabetes mellitus (Calle et al. 2005, Lau und Lai 2008, Siegel und Zhu 2009).

Während das durchschnittliche Alter an einem HCC zu erkranken zwischen 35 bis 65 Jahren liegt, tritt die Erkrankung in Regionen mit einer hohen Prävalenz (Asien, Afrika) ernährungsbedingt bzw. aufgrund viraler Erkrankungen (siehe 1.2.2) meist schon früher auf (Meier und Ramadori 2009). Stets sind dabei Männer wesentlich stärker betroffen, da sie zwei- bis viermal häufiger erkranken als Frauen (Meier und Ramadori 2009).

1.2.2 Ätiologie und Pathogenese

Die Hepatokarzinogenese verläuft, wie in Abbildung 1-3 dargestellt über einen mehrstufigen Prozess, welcher mit einer chronischen Inflammation beginnt, in deren Verlauf immunmodulierende Substanzen (Interleukine, Interferone, Tumornekrosefaktor alpha), Proteasen und Wachstumsfaktoren freigesetzt werden (Coleman 2003, Farazi und DePinho 2006). Dies führt zum einen zur Destruktion des Lebergewebes und zum anderen zu einer kompensatorischen Proliferation der Zellen des Parenchyms. Dabei transdifferenzieren die ruhenden hepatischen Sternzellen (ruhende Fibroblasten) zu einem aktivierten und Myofibroblasten-ähnlichen Phänotyp. In den parenchymalen Umbauprozessen fördern die aktivierten hepatischen Sternzellen durch die Synthese von extrazellulären Matrixproteinen (Kollagen Typ I und Typ III, Fibronektin) die Leberfibrosierung bzw. die Entstehung einer Leberzirrhose (Thomas und Abbruzzese 2005). Durch weitere Schädigungen, wie genetischen Alterationen kommt es zu einer unkontrollierten, überschießenden Proliferation der Hepatozyten und somit zur Ausbildung hyperplastischer bzw. dysplastischer Regeneratknoten, aus welchen sich als Vorstufe des HCCs atypische, monoklonale Zellnester entwickeln können. Die maligne Transformation der Zellnester wird dabei sowohl durch genetische (Allelverlust, Mikrosatelliteninstabilität, Telomerase-Aktivierung) als auch durch epigenetische Veränderungen (DNA-Methylierung, Histondeacetylierungen) in den Zellen begünstigt. Diese Veränderungen führen zur Aktivierung von Protoonkogenen (Rezeptortyrosinkinasen (EGF, HGF-, VEGF-Rezeptor), c-myc) sowie zur Inhibierung von

Tumorsuppressorgenen (p53, Zykline, zyklin-abhängige Kinasen, E-Cadherin) (Wörns et al. 2007).
Mehr als 80% der hepatozellulären Karzinome entstehen infolge einer Leberzirrhose (Blum und Spangenberg 2007). Zu den Hauptrisikofaktoren zählen dabei vor allem chronische Infektionen mit dem Hepatitis B (HBV) bzw. Hepatitis C (HCV) Virus sowie chronischer Alkoholabusus und nichtalkoholische Steatohepatitis (Hellerbrand et al. 2002, Parkin et al. 2005, El-Serag und Rudolph 2007). Doch auch weitere Lebererkrankungen können ursächlich an der Entstehung eines HCCs beteiligt sein. Vor allem angeborene Stoffwechselerkrankungen (Hämochromatose (siehe 1.5.3), Morbus Wilson, Alpha-1-Antitrypsinmangel), Autoimmun-Hepatiden und primäre biliäre Erkrankungen (biliäre Zirrhose, sklerosierende Cholangitis) können zu einer malignen Transformation der Hepatozyten führen. Intoxikationen mit dem Aflatoxin des Schimmelpilzes *Aspergillus fumigatus* sind ebenfalls potentiell karzinogen, jedoch spielt diese Ursache klimabedingt eher eine Rolle in Afrika und Asien (Allgaier 2002, El-Serag und Rudolph 2007).
Das Risiko an einen HCC zu erkranken hängt dabei immer von der Dauer, Aktivität und Ätiologie der vorliegenden Erkrankung ab, wobei das gleichzeitige Auftreten mehrerer Faktoren die Entstehung eines HCCs fördert (Blum und Hopt 2003).

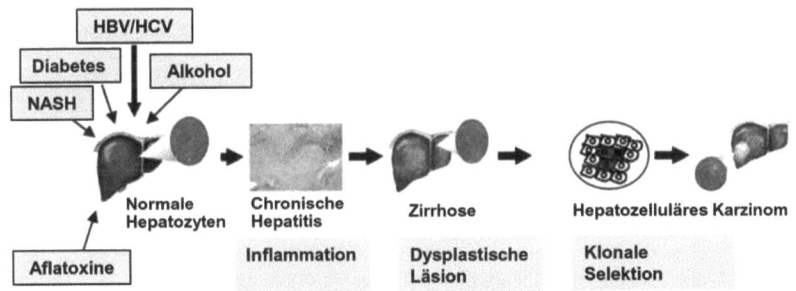

Abbildung 1-3: Schematische Darstellung der Hepatokarzinogenese infolge einer Inflammation (modifiziert nach Levrero 2006). HBV/HCV: Hepatitis B bzw. C Virus

Neben der chronischen Inflammation existieren allerdings noch weitere pathogene Mechanismen, die eine HCC Entstehung auch in der nichtzirrhotischen Leber begünstigen. Besonders bei Hepatitis B und C Erkrankungen kann durch die Integration des Virus ins Wirtsgenom beispielsweise die apoptotische Wirkung des Tumorsuppressorproteins p53 aufgehoben werden bzw. eine direkte Beeinflussung intrazellulärer Signalwege stattfinden (vor allem Ras/Raf/Erk1/2-MAP-Kinase Signalweg) (Wörns et al. 2007). Da genetische Veränderungen in unterschiedlicher Häufigkeit und in verschiedenen Stadien der HCC-Erkrankung auftreten, blieben bislang die exakten molekularen Mechanismen und deren

Assoziation mit der Ätiologie und dem HCC-Phänotyp noch weitestgehend ungeklärt (Wörns et al. 2007).

1.2.3 Klassifikation (Staging und Grading)

Makroskopisch erscheint das HCC als knotiger, infiltrativer oder diffuser, die Leber durchsetzender Tumor. Seine Ausbreitung erfolgt hauptsächlich durch infiltratives Wachstum in die Portal- und Lebervenenäste, seltener erfolgt eine Metastasierung in die regionalen Lymphknoten. Zur Klassifikation der Anzahl, Größe und Lage der Tumorknoten sowie der erfolgten Metastasierung des HCCs und der vorliegenden Leberfunktion werden verschiedene Staging-Systeme verwendet. Die wichtigsten davon sollen im Folgenden kurz charakterisiert werden.

Das meist genutzte Klassifikationssystem ist die **TNM**-Einteilung (durch die Internationale Vereingung gegen Krebs, kurz „UICC", im Jahre 2002 modifiziert), wobei die Ausdehnung des **T**umors sowie vorhandene Lymphknotenmetastasen („**N**odes") und Fern-**M**etastasen erfasst werden (Sobin und Wittekind 2002; siehe Tabelle 1-1).

Stadium	Klassifikationskriterien
T1	Solitärer Tumor ohne Gefäßinvasion
T2	Solitärer Tumor mit Gefäßinvasion Multipel, < 5cm
T3	Multipel, > 5cm Infiltration eines größeren Pfortader- oder Lebervenenastes
T4	Invasion angrenzender Organe (ohne Gallenblase) Perforation des viszeralen Peritoneums
NX	Regionale Lymphknoten können nicht beurteilt werden
N0	Keine regionalen Lymphknotenmetastasen
N1	Regionale Lymphknotenmetastasen
MX	Keine Beurteilung der Fernmetastasierung möglich
M0	Keine Fernmetastasierung
M1	Fernmetastasierung

Tabelle 1-1: TNM Klassifikation primärer hepatozellulärer Karzinome (Stand 2002).

Allerdings besitzt dieses System nur eine geringe prognostische Aussagekraft und umfasst zu wenige Kriterien für die Therapiewahl, da keine Parameter zur Charakterisierung der Leberfunktion enthalten sind. Im Gegensatz dazu gibt die Einteilung nach **Okuda** und Mitarbeitern Auskunft über das Ausmaß des Leberbefalls und als erstes Staging-System zusätzlich über die funktionellen Parameter der Leber (Okuda et al. 1985). Dadurch können auch Patienten im fortgeschrittenen Stadium entsprechend der resultierenden Prognose therapiert werden. Aussagekräftiger als die Okuda-Klassifikation zeigte sich noch das **Clip**-Score System („**C**ancer of the **L**iver **I**talian **P**rogram"; Farinati et al. 2000), welches eine Einteilung der einhergehenden Zirrhose nach dem Schweregrad der Symptome („Child-Pugh stage") ermöglicht und Auskunft über die Tumor-Morpholgie und -Ausdehnung sowie Portalvenenthrombosen und Serum Alfa-Fetoprotein (AFP) Spiegel beinhaltet. Allerdings ist die prognostische Aussagekraft in sehr frühen Phasen der Tumorigenese eher als gering anzusehen (Kudo et al. 2003).

Die **BCLC**-Klassifikation („**B**arcelona **C**linic **L**iver **C**ancer"; Lovet et al. 1999) bezieht neben dem Tumorstadium und der Leberfunktion auch den Körperstatus sowie tumorassoziierte Krankheiten mit ein, so dass aus dem Tumorstadium die entsprechenden Therapie abgeleitet werden kann (El-Serag et al. 2008).

Obwohl das BCLC-Staging System als klassisches Modell zur Therapieplanung angewendet wird (Llovet et al. 2003), gibt es aufgrund der Komplexität des HCCs bislang noch kein universelles, einheitlich angewandtes Staging-System zur Klassifikation dieses Tumors. Vielmehr finden die hier aufgezeigten Systeme nebeneinander Anwendung (Meier und Ramadori 2009).

Zusätzlich zum Staging-System kann der histologische Differenzierungsgrad der Tumorzellen, dass heißt das Ausmaß in dem sie sich von den ursprünglichen normalen Zellen in ihrem Aussehen entfernt haben, mit dem Grading-System ermittelt werden. Dieses ist sehr wichtig, da der Differenzierungsgrad mit der Aggressivität des Tumors korreliert und so eine Beurteilung der Prognose erlaubt. Normalerweise zeigen hochdifferenzierte Tumore einen wesentlich günstigeren Verlauf als anaplastisches Gewebe. Wichtige Bestimmungsparameter sind dabei die Größe und Form der Kerne der Zellen, deren Teilungsaktivität sowie die Ähnlichkeit mit dem normalen Zellen. Ursprünglich wurde dieses System von Edmondson und Steiner 1954 publiziert, wobei der Differenzierungsstatus in 4 Grade unterteilt wurde. Die aktuellere WHO („World Health Organization")-Klassifikation sieht allerdings eine Unterteilung in 3 Grade vor (Hamilton und Aaltonen 2000). Der Grad 1 beschreibt dabei hochdifferenzierte Tumorzellen, welche noch ähnlich zu normalen Zellen sind, wohingegen Grad 2 und 3 mäßig bis gering differenzierte Tumorzellen umfasst.

1.2.4 Therapie und Prognose

Die Prognose für HCC Patienten ist oft sehr schlecht, da das Karzinom aufgrund eines langen symptomlosen Verlaufs meist erst spät diagnostiziert wird (Blum 2003). Ohne eine gezielte Behandlung beträgt die mittlere Überlebszeit je nach Stadium des Tumors unter 9 Monaten (Meier und Ramadori 2009). Nur Patienten im **Frühstadium** mit einer guten verbleibenden Leberfunktion und „kleinem HCC" (solitäre Tumore mit einem Durchmesser kleiner 5 cm oder maximal 3 HCC-Herde mit einem Durchmesser kleiner 3 cm) haben durch die vollständige Entfernung oder Zerstörung des Tumors eine Chance auf rezidivfreie Heilung (Bruix und Sherman 2005). Als kurative Therapie der Wahl galt lange Zeit die Leberresektion. Jedoch ist bei bestehender Leberzirrhose das Risiko eines postoperativen Leberversagens hierbei sehr hoch, weiterhin ist das Auftreten eines HCC-Rezidivs wahrscheinlich (Blum 2005, Stättner et al. 2009). Somit stellt für Patienten mit einer ausgeprägten Leberzirrhose und einem „kleinen HCC" die Lebertransplantation die bessere Option dar, wobei auch hier die Gefahr einer Neoplasie und Infektion durch die lebenslange Immunsuppression gegeben ist (Mazzaferro et al. 1996, El-Serag et al. 2008). Weiterhin stehen für Patienten, welche aufgrund einer fortgeschrittenen Leberzirrhose sowie eines schlechten Allgemeinzustands inoperabel sind, ablative Therapieverfahren zur Verfügung (perkutane Ethanolinjektion (PEI), Radiofrequenz-ablation sowie Kryochirugie).

Bei Vorliegen eines **intermediären Stadiums** des HCCs sollte eine Behandlung durch transarterielle Chemoembolisation (lokale Applikation eines Chemotherapeutikums und Hemmung der Gefäßversorgung des Tumors) erfolgen, da die Überlebenszeit durch eine verzögerte Tumorprogression verlängert werden kann. Dies ist bei konventionellen Therapien wie der systemischen Chemotherapie, der Radiotherapie sowie der Interferon- oder Tamoxifengabe nicht der Fall (Semela und Heim 2006, Semela und Heim 2008, El-Serag et al. 2008).

Bislang konnte nur bei Patienten mit **fortgeschrittenem HCC** eine Therapieverbesserung erzielt werden. Der zugelassene Wirkstoff Sorafenib (Nexavar®; 2007; Bayer Schering Pharma AG), ein Multikinase-Inhibitor, kann sowohl eine verminderte Zellteilung und Proliferation infolge der Raf-Kinase (Raf/MEK/ERK-Signalkaskade) Inhibierung bewirken als auch die Angiogenese des Tumors durch die Inhibierung mehrerer Tyrosinkinasen (VEGF-Signalweg) hemmen (Wilhelm et al. 2006). In der **SHARP**-Studie („**S**orafenib **H**CC **A**ssessment **R**andomized **P**rotocol") konnte durch Behandlung von HCC Patienten mit Sorafenib eine signifikante Verlängerung der medianen Überlebszeit auf 10.7 Monaten gegenüber 7.9 Monaten in der Placebogruppe erzielt werden (Zhu 2008, Stättner et al. 2009).

1.3 Hypoxie und der Transkriptionsfaktor HIF-1 („hypoxia-inducible factor")

Eine grundlegende Voraussetzung für das Überleben des menschlichen Organismus ist die Versorgung der Gewebe bzw. Organe mit molekularem Sauerstoff (O_2). Die wichtigste Funktion kommt Sauerstoff dabei als terminalem Elektronenakzeptor in der Atmungskette, welche der Energiegewinnung dient, zu.

Kommt es zu einer verminderten Sauerstoffversorgung, das heißt übersteigt der Bedarf an Sauerstoff das Sauerstoffangebot (Hypoxie), wird eine Vielzahl adaptiver Prozesse initiiert. So kommt es durch die Aktivierung spezifischer Gene (z.B. *vegf, epo*), welche unter der Kontrolle des Transkriptionsfaktors HIF („hypoxia-inducible factor") stehen, sowohl auf zellulärer (z.B. gesteigerte Glykolyse) als auch auf lokaler (z.B. Angiogenese) und systemischer (z.B. Erythropoese) Ebene zur Anpassung des Organismus an die Unterversorgung mit Sauerstoff (Heinicke et al. 2002).

Seit langem ist bekannt, dass ein Sauerstoffmangel, welcher zum Beispiel durch eine Anämie verursacht wird, zu einer gesteigerten Bildung von **Erythropoetin** (EPO) führt (Erslev et al. 1987). Erythropoetin ist ein vornehmlich in den Nieren produziertes Hormon, welches für die Bildung von Erythrozyten (Erythropoese) verantwortlich ist und so eine verbesserte Sauerstoffversorgung gewährleistet. Allerdings konnte erst wesentlich später ein spezifischer regulatorischer Bereich im *epo* Gen gefunden werden (Enhancer Element), was letztlich zur Identifikation des Hypoxie-induzierbaren Faktors 1 (HIF-1) führte (Semenza und Wang 1992). Hierbei konnte nach hypoxischer Stimulation der Hepatom-Zelllinie Hep3B eine Bindung des besagten Faktors an das Enhancer Element im *epo* Gen festgestellt werden. Weitere Untersuchungen zeigten, dass HIF nicht nur eine Rolle bei der Regulation von EPO spielt, sondern dass die Induktion von HIF und die daraus resultierende spezifische Aktivierung der korrespondierenden Zielgene einen generellen adaptiven Mechanismus als Antwort auf vorherrschende, hypoxische Bedingungen darstellt (Wang und Semenza 1993, Maxwell et al. 1993).

1.3.1 Der Transkriptionsfaktor HIF-1

HIF-1 ist ein heterodimeres Protein, welches sich aus einer α-Untereinheit (120 kDa) und einer β-Untereinheit (91 kDa) zusammensetzt (Wang et al. 1995). HIF-1β, welches ursprünglich als Dimerisierungspartner des Dioxin-Rezeptors isoliert wurde und daher auch den Namen „Aryl-Hydrocarbon-Receptor Nuclear Translocator" (ARNT) trägt, wird konstitutiv im Kern exprimiert und nicht durch den Sauerstoffgehalt beeinflusst (Lisy und Peet 2008). Im Gegensatz dazu wird HIF-1α zwar ebenfalls konstitutiv synthetisiert, jedoch wird es unter normoxischen Bedingungen innerhalb weniger Minuten degradiert. Nur unter hypoxischen

Bedingungen kommt es zur Stabilisierung von HIF-1α, welches daraufhin in den Zellkern translozieren kann und dort die Regulation der zugehörigen Zielgene vermittelt (Semenza 2001, Fandrey et al. 2007; Abbildung1-5).

Bei den HIF α-Untereinheiten können mehrere Homologe (HIF-1α, HIF-2α, HIF-3α) unterschieden werden. HIF-1α und HIF-2α (EPAS1) weisen die höchste Struktur-Homologie auf und können in ähnlicher Weise durch Hypoxie reguliert werden (Wenger 2002). Jedoch erfolgt die Expression von HIF-2α nur in einer kleinen Anzahl definierter Gewebe, so dass HIF-1α, welches nicht gewebsspezifisch exprimiert wird, der wesentlich wichtigere Faktor ist (Park et al. 2003). HIF-3α besitzt im Gegensatz zu HIF-1α und HIF-2α keine transkriptionelle Aktivierungsdomäne und hat durch die Bindung an HIF-1α einen inhibitorischen Effekt auf die Hypoxie-induzierte Genexpression (Gu et al. 1998, Makino et al. 2002, Weidemann und Johnson 2008, Rankin und Giaccia 2008).

Die besondere Bedeutung der HIF-1α Isoform konnte durch Untersuchungen an embryonalen HIF-1α Knockout Mäusen demonstriert werden. Diese zeigen gravierende Herz- und Hirnmissbildungen sowie ein defektes Blutgefäßsystem, so dass sie nicht lebensfähig sind (Iyer et al. 1998, Ryan et al. 1998). HIF-1α ist somit offensichtlich ein lebenswichtiger Faktor, dessen Verlust nicht durch die Expression von HIF-2α und HIF-3α kompensiert werden kann (Heinicke et al. 2002).

Der Transkriptionsfaktor HIF-1, bestehend aus einer HIF-1α und einer HIF-1β Untereinheit, ist ein **Mitglied der bHLH/PAS Proteinfamilie**. Wie in Abbildung 1-4 graphisch dargestellt, besteht die N-terminale Hälfte des Proteins aus einer basischen (b)-Domäne, gefolgt von der Helix-Loop-Helix (HLH)-Domäne und zwei sogenannten Per-ARNT-SIM (PAS)-Domänen. Die PAS Domäne wurde nach den ersten drei Proteinen benannt, in welchen sie entdeckt wurde (PER „Drosophila Protein Period", ARNT, SIM „single minded"). Sie ist für die DNA Bindung an die HIF-1α spezifische Erkennungssequenz eines Zielgens erforderlich. Dagegen ist die bHLH Domäne für die Dimerisierung von HIF-1α mit HIF-1β verantwortlich (Wang et al. 1995, Jiang et al. 1996). Weiterhin erfolgen über Transaktivierungsdomänen (TAD) Interaktionen mit den entsprechenden Ko-Faktoren (wie CBP oder p300), wobei HIF-1α zwei TADs besitzt (N- und C-terminale), während HIF-1β nur eine Transaktivierungs-domäne enthält. Der C-terminale Bereich von HIF-1α bestimmt neben der transkriptionellen Aktivität auch die Sauerstoff-abhängige Stabilität des Moleküls. Hierzu besitzt HIF-1α zusätzlich zwei ODD-Domänen („oxygen dependent degradation domain"), welche die Proteinstabilität in Abhängigkeit von der umgebenden Sauerstoffkonzentration vermittelt (Jiang et al. 1997, Ivan et al. 2001, Jaakkola et al. 2001).

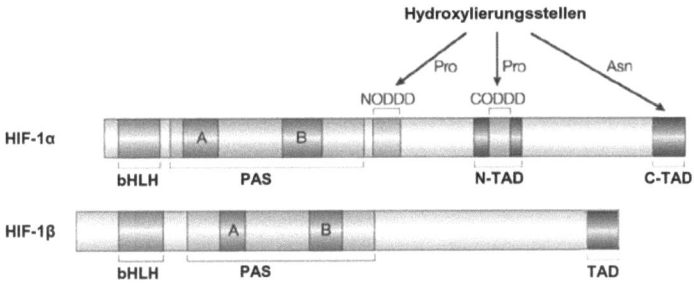

Abbildung 1-4: Schematische Darstellung der Struktur von HIF-1α und HIF-1β (nach Schofield und Ratcliffe 2004 modifiziert).

1.3.2 Regulation von HIF-1α unter Normoxie bzw. Hypoxie

Die Regulation der Stabilität von HIF-1α wird durch posttranslationale Modifikationen, wie Hydroxylierungen, Acetylierungen, Ubiquitinierungen (zum proteasomalen Abbau) und Phosphorylierungen (zur Stabilisierung von HIF-1α) vermittelt (Ke et al. 2006). Wie bereits erwähnt, wird HIF-1α konstitutiv exprimiert und unter **normoxischen Bedingungen** nach kurzer Zeit wieder abgebaut. Die Degradation wird dabei durch Prolylhydroxylasen (PHDs), welche zwei Prolinreste in der ODD-Domäne von HIF-1α (siehe Abbildung 1-4) hydroxylieren, initiiert. Bisher konnten drei Prolylhydroxylasen (PHD1, PHD2 und PHD3) isoliert werden, welche in Abhängigkeit von der Sauerstoffkonzentration die Destabilisierung von HIF-1α vermitteln. Sie gehören zu der Familie der 2-Oxoglutarat abhängigen Dioxygenasen und benötigen als Ko-Faktoren neben Sauerstoff auch Eisen, 2-Oxoglutarat und Ascorbinsäure (Hirota und Semenza 2005, Fong und Takeda 2008).
Nachdem die Hydroxylierung durch die PHDs erfolgt ist, kann das von-Hippel-Lindau Tumorsuppressorprotein (pVHL) an HIF-1α binden. Dabei kann die Bindung von pVHL an HIF-1α durch die Acetylierung eines Lysinrests in der ODD-Domäne mittels einer Acetyltransferase ARD1 („arrest defective protein 1") stabilisiert werden (Jeong et al. 2002). Als Komponente eines E3-Ubiquitin-Ligase Komplexes vermittelt das pVHL anschließend die Ubiquitinierung und folglich den proteasomalen Abbau von HIF-1α (siehe Abbildung 1-5; Maxwell et al. 1999, Tanimoto et al. 2000). Weiterhin wird durch die Asparaginylhydroxylase FIH („factor inhibiting HIF") ein Asparagylrest der C-terminalen Transaktivierungsdomäne des HIF-1α Proteins hydroxyliert, wodurch dieses nicht mehr mit Ko-Aktivatoren wie p300/CBP, welche unter hypoxischen Bedingungen zur Aktivierung HIF spezifischer Gene beitragen, interagieren kann (Lando et al. 2002, Ruas et al. 2002, Hirota und Semenza 2005, Lisy und Peet 2008).

Liegen dahingegen **hypoxische Bedingungen** vor, kommt es aufgrund des fehlenden Ko-Faktors Sauerstoffs nicht zur Hydroxylierung von HIF-1α durch die Prolylhydroxylasen und somit auch nicht zur Degradation, sondern vielmehr zur Stabilisierung von HIF-1α in der Zelle. Folglich akkumuliert HIF-1α sehr schnell im Zytoplasma und transloziert anschließend in den Zellkern, um dort mit dem konstitutiv exprimierten HIF-1β zu dimerisieren. Dieses Heterodimer rekrutiert im Folgenden weitere Ko-Faktoren (p300/CBP) und bildet zusammen mit diesen einen aktiven Transkriptionsfaktorkomplex aus, welcher anschließend an das „hypoxia-responsive element" (HRE) im Promotor der HIF-1 abhängigen Zielgene binden kann (siehe Abbildung 1-5; Jiang et al. 1996, Jaakkola et al. 2001, Lisy und Peet 2008). Das HIF-1 Heterodimer vermittelt dabei seine Effekte hoch spezifisch, indem es an die Kernsequenz des HREs, die „HIF binding site" (HBS; ein konserviertes 5'-ACGTG-3' Motiv) bindet (Wenger und Gassmann 1997). Diese Bindung resultiert letztlich in der Transkription der entsprechenden HIF-1 Zielgene. Doch nicht nur das Fehlen von Sauerstoff trägt zur Aktivierung dieser Kaskade bei. Auch das Fehlen anderer Ko-Faktoren, wie z.B. Eisen, verhindern die Hydroxylierung bzw. den Abbau von HIF-1α. Daher werden Eisenchelatoren, wie 2,2'-Dipyridyl oder Desferroxamin häufig als Hypoxie-imitierende Substanzen verwendet (Wang und Semeza 1993, Heinicke et al. 2002).

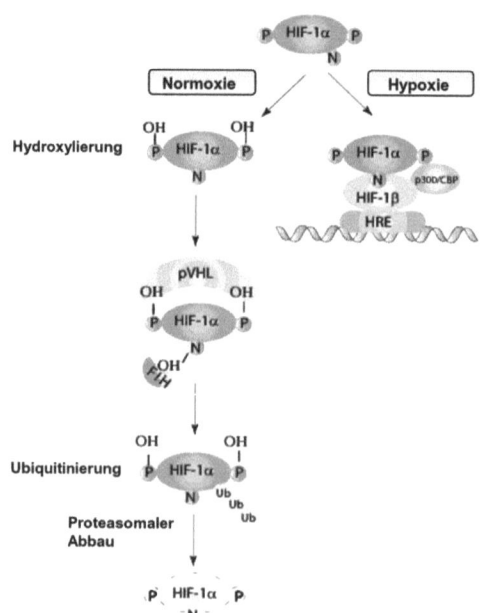

Abbildung 1-5: Schematische Übersicht über die Regulation von HIF-1α unter hypoxischen bzw. normoxischen Bedingungen (modifiziert nach www.panomics.com).

Neben der Stabilisierung von HIF-1α gibt es weitere Formen der Signaltransduktion, welche zur Aktivierung von HIF-1α führen. So tragen Zytokine und Wachstumsfaktoren wie der Epidermal growth factor, der Insulin-like growth factor oder Interleukine unter normoxischen Bedingung durch die Bindung an Rezeptor-Tyrosinkinasen und die daraus resultierende Aktivierung des PI3K/Akt-Signalwegs bzw. des MAPK-Signalwegs zu einer gesteigerten HIF-1α Synthese bei (Semenza 2002). Auch die Aktivierung von Onkogenen wie Ras und SRC sowie die Inaktivierung von Tumorsuppressorgenen wie PTEN, p53 und VHL können zu einem Anstieg der HIF-1 Aktivität führen (Jiang et al. 1997, Zundel et al. 2000, Chen et al. 2001, Semenza 2001).

Wie bereits oben erwähnt, werden durch die **Aktivierung HIF-1α abhängiger Gene** auf verschiedenen Ebenen Prozesse initiiert, die hauptsächlich der Anpassung des Organismus an das verminderte Sauerstoffangebot dienen. Man unterscheidet dabei zwischen Genen, welche die Gewebeoxygenierung verbessern und Genen, welche eine Sauerstoff-unabhängige Energiebereitstellung ermöglichen (Fandrey et al. 2007). Die Gewebe-oxygenierung kann zum einen durch eine verstärkte Gefäßbildung (Angiogenese) durch die Aktivierung von Genen, wie *vegf* (*"vascular endothelial growth factor"*) oder den VEGF-Rezeptoren und durch die Modulation des Gefäßtonus (Endothelin-1, Adrenomedullin) verbessert werden (Semenza 2000; siehe auch Abbildung 1-6). Zum anderen führt die gesteigerte Expression von Erythropoetin zu einer verstärkten Erythropoese, wodurch die Sauerstoffkapazität des Blutes erhöht werden kann. Bemerkenswerterweise kann selbst der, durch die Bildung von Hämoglobin entstehende, erhöhte Eisebedarf durch die HIF-1α induzierte Genexpression gedeckt werden. Dies ist möglich, da es durch die HIF-1α induzierte, verstärkte Synthese von Transferrin und Transferrin-Rezeptoren zu einem verbesserten Eisentransport bzw. einer verbesserten Eisenaufnahme und folglich zur erhöhten Bereitstellung von Eisen kommt (Tacchini et al. 1999, Semenza 2003).

Die metabolische Anpassung an den Sauerstoffmangel kann durch eine gesteigerte Expression von Glukose Transportern (GLUT1/3) und glykolytischen Enzymen (z.B.: Aldolase, Enolase-1, Phosphofruktokinase), welche eine verbesserte Glukoseaufnahme in die Zellen ermöglichen, vermittelt werden. Denn durch die erhöhte Glukosebereitstellung und die gesteigerte Glykolyserate kann vermehrt Pyruvat gebildet werden. Gleichzeitig wird die Umwandlung von Pyruvat zu Acetyl-CoA durch die HIF-1α induzierte Pyruvatdehydrogenase Kinase-1 (PDK-1) verhindert, so dass Pyruvat nicht über den Trikarbonsäurezyklus verstoffwechselt werden kann. Da HIF-1α des Weiteren eine gesteigerte Lactat-dehydrogenase A Aktivität vermittelt, wird Pyruvat mittels dieses Enzyms zu Laktat reduziert (anaerobe Glykolyse), wodurch eine Energiebereitstellung unabhängig von Sauerstoff gewährleistet werden kann (Semenza et al. 1994, Semenza et al. 1996, Weidemann und Johnson 2008).

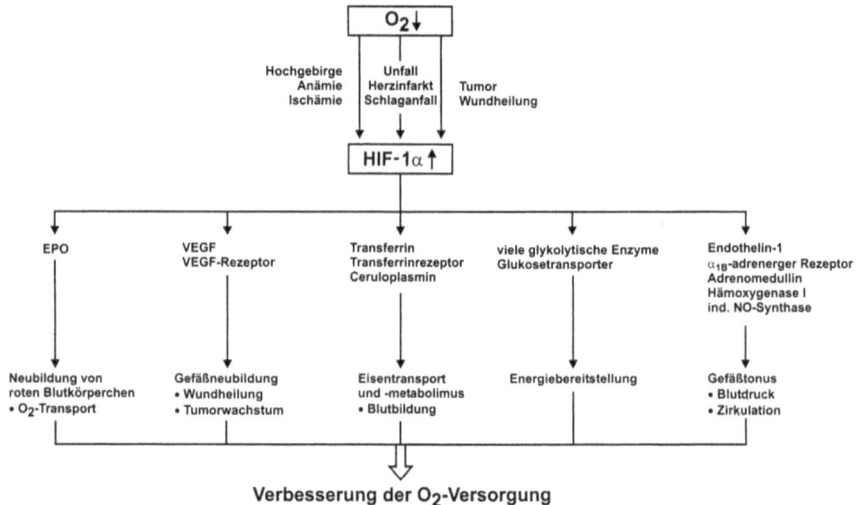

Abbildung 1-6: Aktivierung von HIF-1α abhängigen Genen unter hypoxischen Bedingungen zur Verbesserung der Sauerstoffversorgung (Heinicke et al. 2002).

1.3.3 Einfluss von Hypoxie auf die Tumorigenese

Auch in Tumoren ist der best charakterisierte Mechanismus zur Stabilisierung von HIF-1α die Hypoxie. Wie oben bereits beschrieben können zwar auch Onkogene bzw. die Inhibierung von Tumorsuppressorgenen Hypoxie-unabhängig zur Aktivierung von HIF-1α führen, jedoch konnte in 50-60% der Tumoren Bereiche, welche nicht bzw. nur unzureichend mit Sauerstoff versorgt sind (Hypoxie-Anoxie), beobachtet werden (Vaupel und Mayer 2007). Diese Bereiche eines Tumors entstehen durch das abnorme, rasche Wachstum von neoplastischem Gewebe, welches zu einem erhöhten Bedarf an Sauerstoff und Nährstoffen führt. Der Grad, der auf diese Weise entstandenen Hypoxie, korreliert mit der Proliferation und Metastasierung bzw. der Aggressivität des Tumors (Höckel und Vaupel 2001).

Aufgrund hypoxischer Bedingungen stabilisiertes HIF-1α konnte bereits in zahlreichen Tumoren, wie Brust-, Colon-, Nieren-, Pankreas- und auch hepatozellulären Karzinomen nachgewiesen werden, wobei es sehr oft mit einer schlechten Prognose für den Patienten einhergeht (Talks et al. 2000, Shibaji et al. 2003, Yoshimura et al. 2004). Untersuchungen der tumorösen Gewebe zeigten dabei ebenfalls eine wesentlich stärkere Expression der HIF-

1α induzierbaren Gene, welche die Tumorprogression begünstigen. So kann HIF-1α, wie oben beschrieben, zu einer Verbesserung der metabolischen Situation im Tumor beitragen. Der als „Warburg Effekt" bezeichnete Mechanismus ermöglicht dabei den aggressiven Tumorzellen durch anaerobe Glykolyse fortwährend ihren Energiebedarf zu decken und gewährleistet so ein Sauerstoff-unabhängiges Wachstum (Warburg 1956). Des Weiteren kann eine verbesserte Versorgung des Tumors mit Nährstoffen und Sauerstoff durch die Ausbildung neuer Blutgefäße ermöglicht werden (Neovaskularisierung). Dies wird hauptsächlich durch die von HIF-1α induzierte Expression von angiogenetischen Faktoren (z.B. VEGF; siehe oben) vermittelt. Auch die Metastasierung kann infolge der HIF-1α Stabilisierung durch die Repression des Zell-Zell Adhäsionsmoleküls E-Cadherin sowie die Induktion des extrazellulären Matrixproteins LOX („lysyl oxidase") und des Chemokin-Rezeptors CXCR4 verstärkt werden. Weiterhin kann auch die Dedifferenzierung maligner Zellen als Folge der Aktivierung des Notch-Signalwegs vermittelt werden (Helczynska et al. 2003, Gustafsson et al. 2005, Rankin und Giaccia 2008). Folglich fördert HIF-1α durch die Aktivierung des Metabolismus, der Angiogenese und der Dedifferenzierung entscheidend die Tumorigenese (Weidemann und Johnson 2008). Die Hypoxie selbst ist somit ein zentraler Mechanismus, welcher durch die Stabilisierung von HIF-1α und der daraus resultierenden, gesteigerten Expression der korrespondierenden Zielgene die Karzinogenese vieler Tumore fördert.

In der **Hepatokarzinogenese** begünstigt die Stabilisierung von HIF-1α bereits in einer sehr frühen Phase die Entwicklung eines hepatozellulären Karzinoms (HCC) (Kim et al. 2002). Das HCC ist generell ein hypoxisches Gewebe (Huang et al. 2005), wobei dies eine gesteigerte Proliferation, Metastasierung sowie eine erhöhte Resistenz dieses Karzinoms gegenüber einer Radio- bzw. Chemotherapie bedingt (Wu et al. 2007). Ein Haupteffekt der HIF-1α Stabilisierung im HCC ist eine verstärkte Vaskularisierung, durch die Induktion der VEGF Expression (von Marschall et al. 2001, Kim et al. 2002). Allerdings ist der dafür verantwortliche, molekulare Mechanismus bislang ungeklärt und sollte deshalb Gegenstand der im Rahmen der vorliegenden Doktorarbeit durchgeführten Untersuchungen sein.

1.4 Bone Morphogenetic Proteins (BMPs)

Die Molekülfamilie der Bone Morphogenetic Proteins (BMPs) wurde in den 1960er Jahren von Dr. Marshall Urist entdeckt. Dieser konnte BMPs erstmals aus demineralisierten Knochenextrakten isolieren und eine knorpel- bzw. knochenbildende Funktion im Bindegewebe von Nagetieren nachweisen, wodurch sie ihren Namen erhielten (Urist 1965).

Ende der 1980er Jahre zeigten Wozney und Kollegen, basierend auf Sequenzhomologien die Zugehörigkeit der BMPs zu der TGFβ Superfamilie (Wozney et al. 1988). Seitdem konnten bis dato 33 Mitglieder der BMP/TGFβ Superfamilie in verschiedenen Spezies identifiziert und charakerisiert werden. Aufgrund struktureller Ähnlichkeit wurden sie in spezifische Subgruppen unterteilt. Dabei zählen zu der BMP-Familie die „osteogenic proteins" (OPs), die „growth differentiation factors" (GDFs), die „cartilage-derived morphogenetic proteins" (CDMPs). Des Weiteren die zu den BMPs der Fruchtfliege *Drosophila melanogaster* (DPP „decapentaplegic", gbb-60A „glass bottom boat", Scw „srew"), des Krallenfrosches *Xenopus laevis* (Vg-1 „vegetalizing factor 1", Nodal, Lefty) und des Zebrafisches *Danio rerio* homologen Proteine und die BMPs selbst. Lediglich BMP1 kann nicht der TGFβ Superfamilie zugeordnet werden, da es als Protease an der Prokollagen Spaltung beteiligt ist und somit zu der Familie der Metalloproteinasen gehört (Hogan 1996, Kawabata et al. 1998, Balemans und Van Hul 2002, Miyazono et al. 2009).

BMPs werden in eukaryotischen Zellen als Vorläuferproteine, bestehend aus einem N-terminalen Signalpeptid, einer Prodomäne sowie einer C-terminalen Domäne, welche die Peptidsequenz des eigentlichen Cytokins enthält, synthetisiert. Nach dem Transport des Vorläuferproteins ins endoplasmatische Retikulum (ER) bzw. in den Golgi-Apparat und der Abspaltung des Signalpeptids, erfolgt die Glykosylierung und Dimerisierung der BMP Vorläuferproteine. Dabei enthält der C-terminale Abschnitt des Moleküls sieben hochkonservierte Cysteinreste. Sechs dieser Cysteinreste bilden drei Disulfidbrücken in Form eines Cysteinknotens aus. Ausgehend von dieser Kernstruktur existieren vier Stränge von anti-parallelen β-Faltblättern, welche zwei Finger-ähnliche Strukturen bilden. Der siebte Cysteinrest ist für die Bildung eines Dimers aus zwei Vorläuferproteinen verantwortlich. Im Anschluss an die Dimerisierung werden die Proteindomänen der Vorläuferproteine proteolytisch abgespalten und die nunmehr funktionsfähigen „maturen" BMPs sezerniert (Xiao et al. 2007).

1.4.1 Signaltransduktion und Regulation des BMP-Signalwegs

Die Transduktion BMP-vermittelter Signale erfolgt durch die Bindung der BMPs an die transmembranen Typ I und II Serin/Threonin Kinase-Rezeptoren. Man unterscheidet dabei zwischen drei Typ I Rezeptoren (BMPR-1A (Alk3), BMPR-1B (Alk6), ActR-1A (Alk2)) und vier Typ II Rezeptoren (BMPR-II, ActR-II, ActR-IIB, AMHR), wobei die verschiedenen BMPs aufgrund unterschiedlicher Bindungsaffinitäten die Bildung spezifischer Ligand-Rezeptor-Komplexe präferieren. So konnte eine hohe Affinität der BMPs (BMP2-15) für die Bindung an die Alk3 und Alk6 BMP Typ I Rezeptoruntereinheiten sowie eine mögliche Bindung an die jeweiligen BMP Typ II Rezeptorenuntereinheiten gezeigt werden (Chen et al. 2004). Im

Gegensatz dazu vermitteln speziell BMP6 und BMP7 ihre Effekte, neben der Bindung an die Alk3 Rezeptoruntereinheit eher spezifisch über die Bindung an Alk2 (BMP Typ I Rezeptor) und ActR-II sowie ActR-IIB Rezeptoren (BMP Typ II Rezeptor; Aoki et al. 2001).

Abhängig davon, ob die BMP-Ligandenbindung an einen präformierten Rezeptorkomplex erfolgt oder ob die Rezeptor-Oligomerisierung erst durch die BMP-Ligandenbindung vermittelt wird, werden unterschiedliche Signalkaskaden aktiviert. Dabei initiiert die Bindung der BMP-Liganden an einen bereits bestehenden Rezeptorkomplex aus einem BMP Typ I und Typ II Rezeptor (PFC „preformed hetero-oligomeric complex") intrazellulär den Smad-Signalweg, wohingegen die Bindung der Liganden an den BMP Typ I Rezeptor eine Rekrutierung des BMP Typ II Rezeptors zur Komplexbildung bewirkt (BISC „BMP-induced signaling complex") und auf diese Weise den p38/MAPK-Signalweg aktiviert (Nohe et al. 2004, Sieber et al. 2009). Da die im Rahmen der vorliegenden Arbeit untersuchten molekularen Mechanismen in Zusammenhang mit dem Smad-Signalweg stehen, wird im Folgenden lediglich auf diesen detailliert eingegangen.

In Folge der Bindung eines BMP-Liganden an den **PFC-Rezeptorkomplex** kommt es zu einer Transphosphorylierung des Typ I Rezeptors durch die Kinasedomäne des Typ II Rezeptors. Daraufhin phosphoryliert der nunmehr aktivierte Typ I Rezeptor die sogenannten R-Smads. Dies sind signalweiterleitende, Rezeptor-regulierte Smad Proteine (Smad 1, 5, 8; der Name Smad setzt sich aus Sma [small body size] und Mad [mothers against decapentaplegic] zusammen). Anschließend heterodimerisieren die phosphorylierten R-Smads mit dem „common mediator" Smad4 (Co-Smad) und translozieren als Komplex in den Zellkern. Dort erfolgt zusammen mit anderen Transkriptionsfaktoren die Aktivierung der Transkription BMP-spezifischer Zielgene (siehe Abbildung 1-7; Xiao et al. 2007).

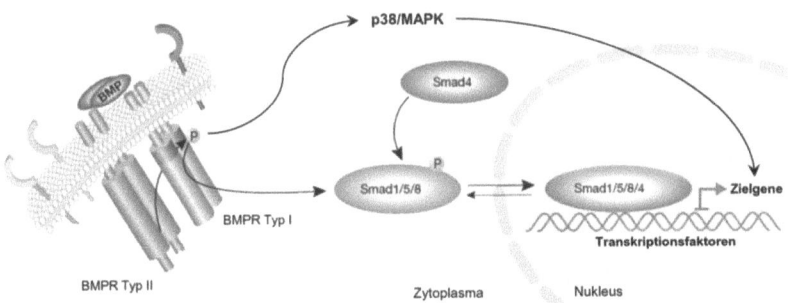

Abbildung 1-7: Schematische Darstellung des BMP-Rezeptor Signalwegs (modifiziert nach Simic und Vukicevic 2007).

Wie in Abbildung 1-8 dargestellt, kann die BMP-Signalkaskade auf die unterschiedlichsten Weisen und in mehreren Ebenen moduliert werden. Zum einen kann eine Regulation im extrazellulären Kompartiment durch BMP Antagonisten, zum anderen intrazellulär durch direkte Inhibierung der Signaltransduktion bzw. der Transkription der Zielgene, erfolgen.

Extrazellulär können **sezernierte BMP Antagonisten** aufgrund ihrer strukturellen Ähnlichkeit zu den BMP Rezeptoren BMPs binden und so die Aktivierung der BMP-Signalkaskade verhindern. Zu dieser Klasse von Inhibitoren zählen Noggin, Chordin, Follistatin, Follistatin-related Gene (FSRP), BMPER, die Dan/Cerberus-Familie, Glypican, Ventropin sowie Ectodin (Canalis et al. 2003). Die bislang best charakterisierten Vertreter davon sind die Proteine Noggin und Chordin. Diese können BMP2, 4, 5, 6 & 7 binden und somit die spezifische Interaktion dieser BMPs mit den entsprechenden Rezeptoren verhindern (Balemans und Van Hul 2002).

Bei den **direkten Inhibitoren** des BMP-Signalwegs kann zwischen Pseudorezeptoren, inhibitorischen Smads, intrazellulären Smad-Inhibitoren sowie Molekülen, welche eine Ubiquitinierung und Degradation von Smads vermitteln, unterschieden werden. In der Zellmembran ist der Pseudorezeptor BAMBI („BMP and activin membrane-bound inhibitor") lokalisiert, welcher eine extrazelluläre Domäne mit struktureller Ähnlichkeit zum BMP Typ I Rezeptor besitzt, ohne dabei eine intrazelluläre Serin/Threonin Kinase-Domäne zu enthalten. Durch die Bindung von BAMBI an den BMP Typ II Rezeptor wird somit die Ausbildung des aktivierten Typ I und Typ II Rezeptorkomplexes unterbunden und folglich die Aktivierung der R-Smads verhindert (Gazzerro und Canalis 2006).

Intrazellulär spielen die inhibitorischen Smads (I-Smad; Smad6 und Smad7) eine wichtige Rolle. Diese können auf zwei unterschiedliche Wege die Signaltransduktion inhibieren. Zum einen interagieren sie mit dem aktivierten BMP Typ I Rezeptor und verhindern somit die Phosphorylierung der R-Smads, zum anderen können sie kompetitiv an R-Smads binden und dadurch die R-Smad/Co-Smad-Komplexbildung hemmen. Die Inhibierung durch Smad6 ist dabei wesentlich spezifischer für den BMP-Signalweg als die Inhibierung durch Smad7, welches hauptsächlich den TGFβ/Aktivin-Signalweg hemmt (ten Dijke et al. 2003). Neben den I-Smads existieren intrazellulär noch zahlreiche weitere Molekülen (Tob, SANE etc.), welche durch die Inhibierung der Smad-Poteine die Signaltransduktion hemmen. Hierzu zählen auch die Ko-Repressoren Ski („homolog of v-ski avian sarcoma viral oncogene") und Sno („ski-related novel gene"), welche unter anderem durch die Interaktion mit Smad1, 4, 5 im Zellkern die Transkription von BMP-Zielgenen inhibieren. Weiterhin können Ubiquitin-ligasen wie Smurf1 bzw. Smurf2 mit R-Smads und BMP Typ I Rezeptoren interagieren und diese Proteine so für die Degradation im Lysosomen markieren (von Bubnoff und Cho 2001, Canalis et al. 2003, Miyazono et al. 2005).

Jedoch spielen bei der Regulation des BMP-Signalwegs nicht nur Inhibitoren, sondern auch **Ko-Faktoren bzw. -Aktivatoren** (Endoglin, p300/CBP) sowie Ko-Rezeptoren (Repulsive Guidance Molecules (Dragon und Hämojuvelin), siehe 1.5.3) eine große Rolle. Diese sind in der Lage, den Signalweg zu verstärken bzw. die Transkription der entsprechenden Zielgene zu fördern (von Bubnoff und Cho 2001, Babitt et al. 2005, Simic und Vukicevic 2007).

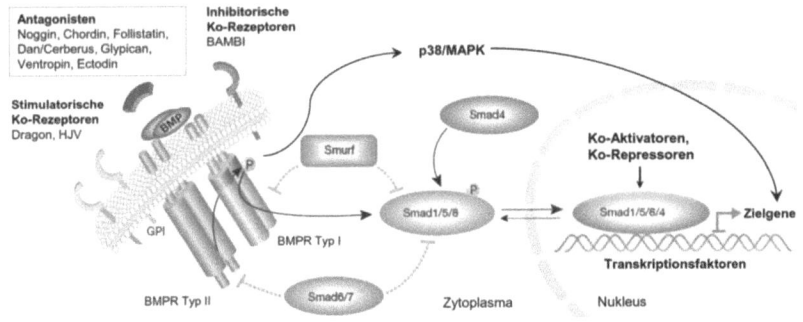

Abbildung 1-8: Übersicht über die Inhibitoren des BMP Signalwegs (modifiziert nach Simic und Vukicevic 2007).

1.4.2 Funktion der Bone Morphogenetic Proteins

BMPs sind in die Regulation zahlreicher physiologischer und pathophysiologischer Prozesse involviert. So spielen sie nicht nur eine entscheidende Rolle in der ektotopisch endochondralen Osteogenese, sondern auch in der Embryonalentwicklung, in der Tumorigenese, bei der Ausbildung der dorsoventralen Körperachse und bei der Regulation verschiedener Stoffwechselvorgänge (Hogan 1996, Xiao et al. 2007). Durch gezielte Beeinflussung der Zellproliferation, -differenzierung, -adhäsion, -motilität sowie der Apoptose sind sie in der Embryogenese an der Bildung verschiedenster Gewebe bzw. Organe, wie dem Zentralnervensystem, dem Skelett, dem Herz, der Niere, der Lunge und auch der Leber beteiligt (Hogan 1996).

Von besonderer Bedeutung in der **Embryonalentwicklung der Leber** sind BMP2, 4 und 7, welche von frühen mesenchymalen Zellen des Septum Transversums im Mesoderm sekretiert werden. Sie fördern die Differenzierung der endodermalen Vorläuferzellen des ventralen Darmrohrs, welche grundsätzlich entweder Leber- oder Pankreasgewebe ausbilden können, in Hepatoblasten (den Vorläuferzellen von Hepatozyten). Weiterhin konnte gezeigt werden, dass auch eine Entwicklung von Hepatozyten aus embryonalen Stammzellen durch BMPs gefördert wird, wobei hier BMP4 eine Hauptrolle spielt (Zaret 2001, Zhou et al. 2007).

Neben ihren wichtigen Einfluss auf die Embryonalentwicklung diverser Gewebe, sind BMPs aber auch an der Entstehung und **Progression verschiedenster Krebsarten** beteiligt. So konnte in Untersuchungen von Prostatakarzinomen eine verstärkte Expression von BMP4, 6 und 7 im entarteten Prostatagewebe aufgezeigt werden (Bailey et al. 2007). Weiterhin konnte festgestellt werden, dass BMP2 die Progression von Magen-, Lungen- und Brustkrebs fördert. Besonders in späten Stadien der Karzinogenese fördert BMP2 Invasions- und Metastasierungsprozesse, wobei es zusätzlich eine pro-angiogenetische Funktion besitzt (Kim und Kim 2006, Park et al. 2008). Auch BMP4 fördert die Migration, Invasion, Proliferation sowie die Apoptose-Resistenz von Tumorzellen des Mammakarzinoms, des Ovarialkarzinoms, des malignen Melanoms und des Kolonkarzinoms (Alarmo et al. 2007, Theriault et al. 2007, Rothhammer et al. 2007, Deng et al. 2007). Obwohl diese Beobachtungen zweifelsfrei ein großes onkogenes Potential von BMPs aufzeigen, können diese auch als Tumorsuppressoren in der Karzinogenese eine wichtige Rolle spielen. So ist BMP4 in der Lage die Progression des Lungenadenokarzinoms zu inhibieren, in dem es in den Tumorzellen Vorgänge verstärkt, welche diese in Seneszenz übergehen lässt (Buckley et al. 2003). Weiterhin hemmt BMP4 die Proliferation und fördert andererseits die Apoptose von multiblen Myelomzellen und Glioblastomzellen (Hjertner et al. 2001, Piccirillo und Vescovi 2006).

Obgleich, wie oben beschrieben zahlreiche Untersuchungen zur Rolle von BMPs in einer Vielzahl von Tumortypen erfolgten, war das hepatozelluläre Karzinom bis dato noch nie Gegenstand derartiger Analysen. Deshalb sollte in der vorliegenden Arbeit die Rolle der BMPs im hepatozellulären Karzinom untersucht werden. Besonders interessant erschien dabei die Analyse von BMP4, da es bekanntermaßen bereits an der Embryogenese der Leber beteiligt ist und in der Karzinogenese diverser Tumoren als Tumorsuppressorgen oder als Onkogen fungieren kann (siehe oben).

Des Weiteren erscheint ein zukünftiger Einsatz von BMPs in der Krebstherapie möglich. Bisher werden rekombinante BMPs ausschließlich zur **Behandlung schlecht heilender Frakturen** angewendet, im Rahmen welcher sie den Heilungsprozess erheblich beschleunigen. Dabei wurden 2001 als Therapieoptionen BMP2 bei offenen Unterschenkelfrakturen und die Anwendung von BMP7 bei einer verzögerter Frakturheilung zugelassen (Jacobs et al. 2008). Jedoch könnten rekombinante BMPs oder BMP-Inhibitoren in der Zukunft auch als Therapeutika in der Behandlung von Karzinomen verwendet werden, sobald ihre Rolle in der Karzinogenese aufgeklärt wurde.

Neben ihrer Beteiligung an Vorgängen der Embryogenese und Tumorigenese sind die BMPs in viele weitere physiologische Prozesse involviert. Dabei zählt zu ihren Aufgaben auch die **Regulation des Eisenstoffwechsels** zur Aufrechterhaltung der Eisenhomöostase, worauf im nächsten Kapitel detailliert eingegangen werden soll.

1.5 Der Eisenstoffwechsel

Eisen ist für den menschlichen Körper ein essentielles Spurenelement. Es wird als Ko-Faktor zahlreicher Proteine (z.B. Cytochrom P450, Eisen-Schwefelproteine) für diverse biologische Funktionen benötigt. So spielt Eisen als Bestandteil von Hämoglobin und Myoglobin eine zentrale Rolle für den Sauerstofftransport im Blut bzw. im Muskel. Weiterhin ist es durch sein Redoxpotential auch für den Elektronentransfer in der Atmungskette, beim Trikarbonsäurezyklus sowie bei der ATP Synthese von fundamentaler Bedeutung (Ganz 2007).

Täglich werden dem Körper durch die Nahrung ungefähr 10 bis 15 mg Eisen zugeführt, wovon allerdings nur etwa 10% im Gastrointestinaltrakt resorbiert werden können. Insgesamt enthält der Körper des Menschen durchschnittlich 4 bis 5 Gramm Eisen. Dabei kann Eisen in Transferrin-gebundener Form zum Transport (ca. 0,1-0,2% der Gesamtmenge), als Ferritin bzw. Hämosiderin zur Speicherung in der Leber bzw. in den Makrophagen (ca. 20%) vorliegen. Der größte Teil (ca. 80%) ist jedoch in Hämoglobin, Myoglobin oder anderen Enzymen (Cytochrome, Peroxidasen) gebunden und ist dabei funktionell aktiv (Edison et al. 2008; siehe Abbildung 1-9).

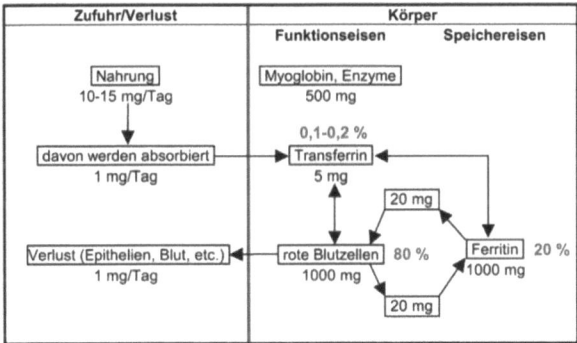

Abbildung 1-9: Eisenverteilung im Organismus (modifiziert, www.laborlexikon.de).

Der tägliche Eisenverlust durch die Erneuerung des Darmepithels bzw. der Haut sowie durch weitere Faktoren (wie Menstruationsblutungen, Urin und Schweiß) beträgt durchschnittlich ca. 1 bis 2 mg. Da jedoch kein Mechanismus existiert, durch welchen der Körper aktiv größere Mengen an Eisen ausscheiden kann, erfolgt die Regulation des Eisengehalts des Körpers hauptsächlich über die Absorption der benötigten Eisenmenge (Ganz 2007). Eine exakte Regulation des Eisenstoffwechsels ist hierbei unbedingt erforderlich, da überschüssige redoxaktive Eisenionen (zweiwertiges Eisen) zur Entstehung von hoch reaktiven Hydroxylradikalen führen, welche Lipidmembranen, Nukleinsäuren und Proteine zerstören können (Crichton et al. 2002). Zu den wichtigsten Prozessen der intrazellulären Regulation des Eisengehalts zählt dabei die intestinale Eisen-Absorption, der Transport von Eisen zu den Organen sowie die Eisenaufnahme in die entsprechenden Zellen (Beard et al.1996).

1.5.1 Intestinale Eisenabsorption

Die Aufnahme von Eisen erfolgt hauptsächlich in den beiden Dünndarmabschnitten Duodenum und dem oberen Jejunum durch die Enterozyten an der apikalen Seite der Bürstensaummembran. Das aus der Nahrung aufzunehmende Eisen kann dabei in zwei verschiedenen Formen vorliegen. Einerseits in Form eines Chloreisen(III)-Porphyrin-Komplexes (Hämeisen), andererseits in ionischer Form als dreiwertiges Eisen (Fe^{3+}). Dabei macht das **Hämeisen** ungefähr ein Drittel, des in der Nahrung enthaltenen Eisens aus. Hauptsächlich ist es in tierischen Produkten als Bestandteil von Hämoglobin und Myoglobin enthalten und ist wesentlich besser resorbierbar als Nicht-Hämeisen (Fe^{3+}). Die Aufnahme von Hämeisen in die Enterozyten erfolgt durch die Bindung an das Häm-Carrierprotein (HCP1, „heme carrier protein1") (siehe Abbildung 1-10). Anschließend wird dieses durch die Hämoxygenase (HO-1) umgewandelt, so dass in den Enterozyten zweiwertiges Eisen zur Speicherung oder den Transport in die Blutbahn vorliegt (Edison et al. 2008).

Im Gegensatz dazu, muss **dreiwertiges Eisen** (Fe^{3+}), als welches der Großteil des Eisens in der Nahrung vorliegt, zuerst zu zweiwertigem Eisen (Fe^{2+}) reduziert werden, damit es resorbiert werden kann. Die Reduktion von Fe^{3+} zu Fe^{2+} erfolgt durch die Cytochrom-b ähnliche Ferrireduktase (DCYTB), welche in der Bürstensaummembran lokalisiert ist. Anschließend kann das lösliche Fe^{2+} über den divalenten Metallionentransporter (DMT1) durch die apikale Membran in die Enterozyten aufgenommen werden. Am Ende beider Wege liegt dann in den Enterozyten Fe^{2+} vor, welches in Ferritin gespeichert wird oder durch die basolaterale Membran in die Blutbahn entlassen werden kann (siehe Abbildung 1-10; De Domenico et al. 2008).

Letzteres wird durch den Ferroportin Kanal (FPN) ermöglicht, welcher mit der Ferrooxidase Hephaestin kooperiert, um Fe^{2+} zu Fe^{3+} umwandeln zu können. Dies ist sehr wichtig, da Eisen im Blut nur in dreiwertiger Form an Transferrin gebunden transportiert werden kann.

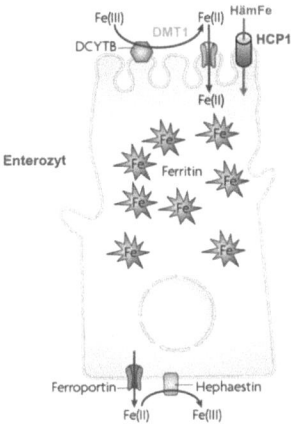

Abbildung 1-10: Schematische Darstellung der intestinalen Eisenabsorption (modifiziert nach De Domenico et al. 2008).

1.5.2 Transport von Eisen im Blut und Aufnahme in die Zielzellen

Durch den Transport von Eisen in Transferrin-gebundener Form wird eine gezielte Bereitstellung von Eisen sowie ein Schutz vor der Toxizität des Eisenions ermöglicht. Transferrin (Apotransferrin) ist ein Glykoprotein, welches von der Leber synthetisiert wird. Es kann zwei dreiwertige Eisenionen bei gleichzeitiger Aufnahme von zwei Carbonationen binden (holo-Transferrin) und diese anschließend zu Transferrin-Rezeptoren (TfR) der Zielzelle transportieren. Nach der Bindung des holo-Transferrins an die entsprechenden Transferrin-Rezeptoren, kommt es zur Aufnahme von dreiwertigen Eisen in die jeweilige Zelle.

Die **Transferrin-gebundene Eisenaufnahme** kann sowohl durch den Transferrin-Rezeptor 1 (TfR1) als auch durch den Rezeptor 2 (TfR2) vermittelt werden. Dabei wird der Transferrin-Rezeptor 2, dessen Funktion noch nicht genau untersucht wurde, nur von Zellen der Leber exprimiert und fungiert nur selten als Rezeptor zur Eisenaufnahme. Im Gegensatz dazu wird der Transferrin-Rezeptor 1 von fast allen Zelltypen exprimiert und bindet Transferrin mit einer wesentlich höheren Effizienz (Kawabata et al. 1999).

Nach der Bindung wird der Komplex aus holo-Transferrin und dem entsprechenden Rezeptor mittels Rezeptor-vermittelter Endozytose in clathrinbedeckten Vesikeln („clathrin-coated pits") in die Zelle aufgenommen. Nach Entfernung der Clathrinschicht kommt es dort zur Verschmelzung der Vesikel mit dem Endosomen. In der endosomalen Membran befinden sich Protonenpumpen, welche Protonen aus dem Cytoplasma in das Innere des Endosoms pumpen und so den dort vorherrschenden pH-Wert auf 5 bis 6 absenken. Das saure Milieu im Endosom bewirkt eine Konformationsänderung des holo-Transferrin-TfR-Komplexes und führt dadurch zur Freisetzung von dreiwertigen Eisen. Durch die im Endosom vorhandene Metalloreduktase (STEAP3) kommt es zur Reduktion von Fe^{3+} zu Fe^{2+}, welches anschließend durch den divalenten Metallionentransporter 1 (DMT1) ins Cytosol der Zelle transportiert wird. Der im Endosom verbleibende Apo-Transferrin-TfR Komplex wird, von diesen nun als Recycling Endosomen bezeichneten Vesikeln, zur Plasmamembran transportiert und freigesetzt. Durch den, in der extrazellulären Umgebung vorherrschenden pH-Wert dissoziiert Apotransferrin vom Rezeptor und steht für die erneute Bindung eines Eisenions zur Verfügung (siehe Abbildung 1-11; Edison et al. 2008).

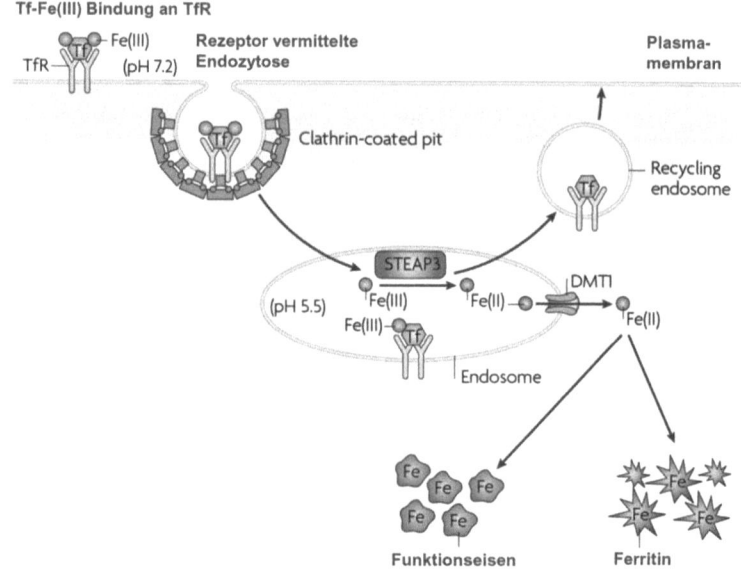

Abbildung 1-11: Schematische Darstellung der Eisenaufnahme in die Zellen über das Transferrin-Rezeptorsystem (modifiziert nach De Domenico et al. 2008).

In die Zellen aufgenommenes Eisen kann direkt verwendet (Funktionseisen) oder in Form von dreiwertigem Eisen in Ferritin gespeichert werden. Ferritin ist ein wasserlöslicher Eisen-Proteinkomplex, in welchem der Apoferritin-Anteil eine große Anzahl zentraler Hydroxid-Oxidphosphat-gebundener Eisenionen umhüllt (Crichton 1981). Es ist hauptsächlich in Zellen der Leber, der Milz und des Knochenmarks vorzufinden, wobei ein geringer Anteil Ferritin auch im Serum auftritt. Dabei korreliert der Ferritinspiegel des Serums mit dem vorhandenen Eisenvorrat des Körpers (Graf et al. 2008).

Die Expression von Ferritin, TfR1 und DMT1 wird in der Zelle posttranskriptional durch das „**iron responsive element**"/„**iron regulatory protein**" (**IRE/IRP**) **System** in Abhängigkeit vom Eisengehalt reguliert. IREs sind spezifische Bindungsstellen, welche der Regulation der Translation dienen. Sie sind zum einen in der 5' UTR (5' untranslatierte Region) der Ferritin mRNA und zum anderen in den 3' UTRs der TfR1 bzw. DMT1 Transkripte zu finden. Im Falle eines niedrigen Eisenspiegels in der Zelle, kommt es zur Bindung der „iron regulatory proteins" an die IREs. Dabei hat die Bindung eines IRPs an ein in einer 5' UTR lokalisiertes IRE eine Hemmung der Translation zur Folge. Im Gegensatz dazu kommt es durch die Bindung eines IRPs an ein in einer 3' UTR lokalisierten IRE zur Stabilisierung der mRNA, wodurch deren Degradation verhindert wird. Folglich können die Zellen durch diesen Mechanismus, bei Vorherrschen eines Eisenmangels, durch die gesteigerte Expression von TfR1 und DMT1 die Eisenaufnahme erhöhen, und die Speicherung von Eisen durch eine verminderte Ferritin-Synthese minimieren (De Domenico et al. 2008, Anderson et al. 2009).

Die beiden Isoformen des „iron regulatory proteins" - **IRP1 und IRP2** - sind hoch homolog zueinander und gehören der Familie der Eisen-Schwefel Isomerasen an. Im aktiven Zentrum des IRP1 ist ein Eisen-Schwefelcluster [4Fe-4S] lokalisiert, welches für die Eisensensitivität verantwortlich ist und über eine Konformationsänderung die Bindung an die IREs vermittelt. Dabei sind unter eisenreichen Bedingungen die vier Eisenbindestellen vollständig besetzt, so dass das Enzym seine mRNA-bindenden Eigenschaften verliert, wohingegen bei niedrigen Eisenspiegeln die Affinität zu den IREs sehr hoch ist. Das IRP2 hingegen besitzt kein Eisen-Schwefelcluster und wird über die Stabilität des Proteins, in Abhängigkeit von Eisen oder dem Sauerstoffgehalt (proteasomale Degradation von IRP2 bei hohen Eisenspiegeln bzw. Normoxie), reguliert (Pantopoulos 2004, Muckenthaler et al. 2008).

Neben der intrazellulären Regulation erfolgt aber auch eine systemische Modulation der Eisenhomöostase, welche eine sehr zentrale Rolle einnimmt (Edison et al. 2008).

1.5.3 Regulation der systemischen Eisenhomöostase

Der Schlüsselregulator des systemischen Eisengleichgewichts ist **Hepcidin**, ein Peptid aus 25 Aminosäuren, welches hauptsächlich in der Leber oder genauer gesagt in den Hepatozyten synthetisiert wird (Viatte und Vaulont 2009). Ursprünglich wurde es im Jahr 2000 von zwei unabhängigen Arbeitsgruppen aus Urin bzw. Blut isoliert und als antimikrobielles Peptid (LEAP-1, „liver-expressed antimicrobial peptid 1") beschrieben (Krause et al. 2000, Park et al. 2001). Erst im Rahmen späterer Untersuchungen, welche an USF2 („upstream stimulatory factor 2") Knockout Mäusen (Hepcidin defizienten Mäusen) durchgeführt wurden, konnten starke Eiseneinlagerungen in deren Leber, ihrem Pankreas und Herzen sowie eine erhöhte Transferrin Sättigung festgestellt werden. Dies wies auf eine weitreichende Funktion von Hepcidin im Eisenstoffwechsel hin (Nicolas et al. 2001). Des Weiteren existiert eine sehr häufig auftretende, autosomal vererbte Erkrankung, die hereditäre **Hämochromatose**, welche ebenfalls eine Dysregulation des Eisenstoffwechsels darstellt. Dabei kommt es in diversen Organen zu einer Eisenüberladung, wodurch Leberzirrhosen, Kardiomyopathien, Diabetes und auch Arthriden entstehen können, sofern keine Behandlung erfolgt. Verusacht wird diese Erkrankung hauptsächlich durch Mutationen in Genen, welche an der Regulation des Eisenstoffwechsels beteiligt sind. Zu diesen zählen HAMP (Hepcidin), HJV (Hämojuvelin, HFE2, RGMc), HFE (Hämochromatose) und TFR2 (Transferrin-Rezeptor 2). Je nach betroffenem Gen können verschiedene Formen der Hämochromatose unterschieden werden (siehe Tabelle 1-2; De Domenico et al. 2008).

Erkrankung	betroffenes Gen	codiertes Protein
Hereditäre Hämochromatose Typ 1	HFE	H. Hämochromatose Protein
Juvenile H. Hämochromatose Typ 2a	HFE2 (HJV)	Hämojuvelin
Juvenile H. Hämochromatose Typ 2b	HAMP	Hepcidin
Hereditäre Hämochromatose Typ 3	TFR2 (HFE3)	Transferrin-Rezeptor 2

Tabelle 1-2: Erkrankungsformen der hereditären Hämochromatose mit den betroffenen Genmutationen (modifiziert nach Chen und Chloupkova 2009). H. Hämochromatose: hereditäre Hämochromatose

Bemerkenswerterweise ist, obwohl unterschiedliche Gene und damit auch unterschiedliche Signalwege betroffen sind, allen aufgeführten Formen eine Hepcidin-Defizienz gemeinsam, welche jeweils die Ursache für die Eisenüberladung bildet (Viatte und Vaulont 2009). Dies zeigt, dass Hepcidin wesentlich zur Aufrechterhaltung der Eisenhomöostase beiträgt.
Hepcidin ist in der Lage die intestinale Eisenaufnahme bzw. -freisetzung aus den Makrophagen und der Leber zu limitieren, indem es an Ferroportin (Fpn) bindet und so die Internalisierung und lysosomale Degradation des Transporters vermittelt (Ganz 2007). Weiterhin zeigen Studien von Mena und Kollegen (2008), dass Hepcidin die Transkription von DMT1 in der Bürstensaummembran der Enterozyten inhibieren und so bereits die Eisenaufnahme aus dem Darmlumen verhindern kann. Auf diese Weise kann durch eine verstärkte Hepcidin Expression der Eisenspiegel reduziert werden bzw. durch eine verminderte Expression von Hepcidin Eisen zur Verfügung gestellt werden (siehe Abbildung 1-12).

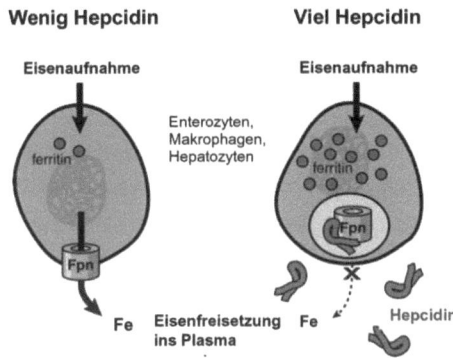

Abbildung 1-12: Schematische Darstellung des Einflusses von Hepcidin auf die Eisenabsorbtion (modifiziert nach Ganz 2007).

Die Regulation der Hepcidin Expression kann zum einen in Abhängigkeit vom vorliegenden Eisenstatus und zum anderen als Folge einer Inflammation, hypoxischer Bedingungen bzw. bei einer gesteigerten Erythropoese erfolgen. Wie bereits erwähnt, sind daran unterschiedliche Signalwege beteiligt. Während ein erhöhter Eisenspiegel und eine Inflammation eine verstärkte Expression von Hepcidin vermittelt, bewirken hypoxische Bedingungen und eine Anämie eine Hemmung der Hepcidin Expression (Viatte und Vaulont 2009). Im Folgenden soll dabei auf die wichtigsten Mechanismen näher eingegangen werden.

Einfluss des BMP-Signalwegs auf die Hepcidin Expression

Einer der wichtigsten Mechanismen zur Regulation der Hepcidin Expression in der Leber ist die **BMP/Smad-Signalkaskade**. Durch die Bindung von BMPs an die BMP-Rezeptoren kommt es zur Aktivierung des Smad-Signalwegs (Kapitel 1.4.1), was eine Initiation der Transkription des Hepcidin-Gens zur Folge hat (Abbildung 1-13). Einen Hinweis auf die essentielle Bedeutung des BMP/Smad-Signalwegs für die Modulation der Hepcidin Expression gaben Untersuchungen an Mäusen, in welchen die Smad4 Expression spezifisch in der Leber ausgeschaltet wurde. Diese zeigen eine stark verringerte Hepcidin Expression und in Analogie zu Hepcidin defizienten Mäusen eine vergleichbar starke Eiseneinlagerung in den verschiedenen Organen, wie Leber und Pankreas (Wang et al. 2005).

An der Initiation der BMP/Smad-Signalkaskade sind zum einen die **BMPs** und zum anderen HJV als BMP Ko-Rezeptor beteiligt (siehe Abbildung 1-13). *In vitro* konnte bislang hauptsächlich für BMP2, 4, 6 und 9 eine Beteiligung an der Modulation der Hepcidin Expression aufgezeigt werden (Babitt et al. 2006, Truksa et al. 2006, Xia et al. 2008), wohingegen zur Situation *in vivo* kaum Untersuchungen vorliegen. Lediglich Babitt und Kollegen konnten nach der Injektion von rekombinantem BMP2 in 129S6/SvEvTac Wildtyp Mäusen eine verstärkte Hepcidin Expression sowie verminderte Eisenspiegel im Serum feststellen (Babitt et al. 2007).

Als **BMP Ko-Rezeptor** für BMP2, 4 und 6 kann **HJV** das Signaling verstärken (Babitt et al. 2006, Babitt et al. 2007, Xia et al. 2008). HJV (Hämojuvelin, RGMc: Repulsive Guidance Molecule c) ist ein GPI (Glycosylphosphatidylinositol)-verankertes Glykoprotein, welches neben weiteren Vertretern der Repulsive Guidance Molecules (RGMa; RGMb bzw. Dragon) zu der Familie der Repellent Faktoren zählt. Es wird in der Leber, dem Herzen und den Skelettmuskeln exprimiert. Zwar sind alle Mitglieder der Familie der RGMs in der Lage, BMPs zu binden und als BMP Ko-Rezeptoren zu fungieren (Babitt et al. 2005, Samad et al. 2005), jedoch konnte nur für HJV eine physiologische Relevanz aufgrund seiner Beteiligung an der Regulation des Eisenstoffwechsels aufgezeigt werden (Babitt et al. 2006, Severyn et al. 2009). HJV kann dabei sowohl als membranständiges Protein (mittels GPI-Anker in der Membran befestigt) als auch gespalten in Form eines löslichen Proteins vorliegen (sHJV; Lin et al. 2005). Dadurch ist es zum einen in der Lage, in membrangebundener Form als BMP Ko-Rezeptor die BMP/Smad-Signalkaskade zu verstärken und so die Hepcidin Expression zu fördern. Zum anderen kann es in löslicher Form durch die Bindung von BMP Liganden deren Anlagerung an den BMP-Rezeptor verhindern und so die BMP/Smad-Signalkaskade inhibieren. Die Spaltung von membrangebundenem HJV kann durch verschiedene Faktoren initiiert werden. Ein *in vitro* Modell von Zhang und Kollegen (2007) zeigte, dass ein hoher holo-Transferrin (eisenbeladenes Transferrin im Serum) Gehalt die Spaltung von HJV im Skelettmuskel inhibiert. Dabei postulierten sie auch, dass der HJV-Rezeptor Neogenin vermutlich die Spaltung von HJV vermitteln kann. Dem widersprechen Xia und Mitarbeiter (2008), welche eine Spaltung durch Neogenin dementieren. Silvestri und Kollegen (2008) zeigten, dass bei einer vorliegenden Eisendefizienz oder Hypoxie die Prohormon Konvertase Furin verstärkt exprimert wird und für die Spaltung von HJV verantwortlich ist. Kürzlich wurde ein weiteres Molekül, die Serin-Protease Matriptase 2 (TMPRSS6) identifiziert, welche HJV spalten und so die Hepcidin Expression hemmen kann (Silvestri et al. 2008). Bislang konnte allerdings nicht geklärt werden, welche Relevanz diese Systeme *in vivo* besitzen bzw. inwiefern sie interagieren und reguliert werden. Während die Bedeutung der löslichen Form von HJV *in vivo* somit noch völlig unklar ist, konnte die generell wichtige Rolle von HJV in der Regulation der Eisenhomöostase bereits eindeutig aufgezeigt werden. So zeigen HJV Knockout Mäuse einen vergleichbaren Phänotyp wie die Smad4 defizienten Mäuse (siehe oben), welcher sich in starken Eisenakkumulationen in den Organen und deutlich verringerten Hepcidin-Spiegeln manifestiert (Huang et al. 2005). Ein ähnlicher Effekt kann bei Mutation des *hjv* Gens beobachtet werden, welche im Mensch zu einer juvenilen

Hämochromatose (Ausprägung in zweiter bis dritter Lebensdekade; Hämochromatose Typ2a, siehe oben) führt. Dies zeigt, dass der BMP/Smad-Signalweg eine zentrale Rolle bei der Regulation des Eisenstoffwechsels einnimmt. Da auch Mutationen des BMP Ko-Rezeptors eine Inhibierung der Hepcidin Expression vermitteln, deren Auswirkung mit der Mutation von Hepcidin selbst vergleichbar ist.

Weitere Signalwege zur Regulation der Hepcidin Expression

Wie bereits oben beschrieben, können noch weitere Mutationen Ursache für eine Hämochromatose sein. Eines der von diesen Mutationen betroffenen Genen und folglich ein weiterer, möglicher Modulator von Hepcidin ist das *hfe* **(Hämochromatose) Gen**. Die Mutation dieses Gens stellt die häufigste Ursache einer Hämochromatose (über 90% der Hämochromatose erkrankten Patienten) dar, wobei sich diese im Gegensatz zur juvenilen Hämochromatose erst im adulten Stadium, dass bedeutet in der vierten bis fünften Lebensdekade ausprägt (Edison et al. 2008, De Domenico et al. 2008).
HFE zählt zu der Klasse der MHC (major histocompatibility complex) I ähnlichen Proteine und wird am stärksten in den Hepatozyten der Leber exprimiert. Ursprünglich wurde HFE als ein Regulator der Eisenhomöstase postuliert, welcher in den Enterozyten exprimiert wird und dort als „Eisensensor" fungieren sollte. Untersuchungen von gewebsspezifischen HFE Knockout Mäusen zeigten jedoch, dass nur in Mäusen, in welchen die HFE Expression spezifisch in der Leber ausgeschaltet wurde, eine vermehrte Eiseneinlagerung vorlag (Vujic Spasic et al. 2008). Bereits lange zuvor war eine Interaktion von HFE mit dem Transferrin-Rezeptor 1 (TfR1) und eine daraus resultierende Inhibierung der holo-Transferrin (holo-Tf) vermittelten Eisenaufnahme entdeckt und sehr genau untersucht worden. Neuere Ansätze hingegen fokussieren eher die Rolle des **Transferrin-Rezeptors 2 (TfR2)**, welcher ein Homolg von TfR1 ist und hauptsächlich in der Leber exprimiert wird. Seine genaue Funktion ist bisher noch unbekannt (siehe oben). Bislang steht nur fest, dass auch TfR2 an der Regulation der Hepcidin Expression beteiligt ist, da die Mutation des Gens in einer Hämochromatose resultiert (siehe oben; Typ 3). Ein vorläufiges Modell postuliert derzeit, dass es bei einer hohen Serum holo-Transferrin Sättigung zur Ablösung des HFE Proteins vom Transferrin-Rezeptor 1 kommt, damit Transferrin gebundenes Eisen über diesen Rezeptor in die Zelle aufgenommen werden kann. Anschließend bindet das HFE Protein dabei an den Transferrin-Rezeptor 2 und initiiert so eine Signalkaskade, welche zur Induktion der Hepcidin Expression führt (Abbildung 1-13). Zwar zeigt die Mutation des *hfe* bzw. *tfr2* Gens im Vergleich zu der Mutation des *hjv* bzw. *hepcidin* Gens eine schwächere Ausprägung des Phänotyps (geringere Eiseneinlagerungen, schwächere Inhibierung der

Hepcidin Expression), jedoch lässt dieser keine eindeutigen Schlüsse auf den involvierten Signalweg zu (eventuell Smad- oder p38/MAPK-Signalweg; Chen und Choupkova 2009).
Neben dem BMP- und HFE-Signalweg führt auch die **inflammatorische Signalkaskade** zu einer verstärkten Hepcidin Expression. Behandlung mit Lipopolysaccharid (LPS) sowie inflammatorischen Cytokinen, wie Interleukin-1 (IL-1) und Interleukin-6 (IL-6), führen zu einer Induktion der Hepcidin Expression (Lee et al. 2004, Lee et al. 2005). IL-6, dessen Wirkung bislang am eingehensten untersucht wurde, vermittelt seine Effekte zur Steigerung der Hepcidin Expression über den JAK/STAT-Signalweg. Dabei kommt es durch die Komplexbildung von IL-6 mit dem entsprechenden Rezeptor (IL-6R) zu einer Phosphorylierung von STAT3 („signal-transducer and activator of transcription"), welches im aktivierten Zustand als Dimer im Zellkern an den *hepcidin* Promotor bindet und so die Transkription des *hepcidin* Gens initiiert (Abbildung 1-13; Wrighting und Andrews 2006).
Des Weiteren konnte gezeigt werden, dass inflammatorische Stimuli unabhängig von der HFE-Signalkaskade die Hepcidin Expression regulieren (Lee et al. 2004). Allerdings konnte in Smad4 defizienten Mäusen kein Effekt auf die Hepcidin Expression nach der Behandlung mit inflammatorischen Zytokinen festgestellt werden (Wang et al. 2005). Dies impliziert, dass die Smad-Signalkaskade eine entscheidende Rolle für die Regulation der Hepcidin Expression durch inflammatorische Stimuli spielt (Darshan und Anderson 2009).

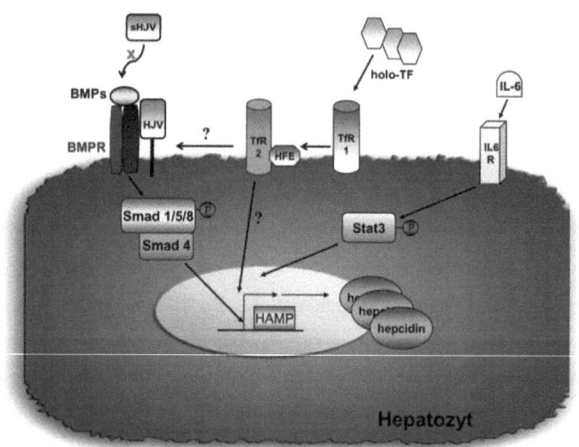

Abbildung 1-13: Schematische Darstellung der unterschiedlichen molekularen Mechanismen zur Regulation der Hepcidin Expression (nach Arndt et al. 2009 modifiziert).

Im Gegensatz zur Inflammation, welche eine Stimulation der Hepcidin Expression bewirkt, können anämische Bedingungen, hypoxische Bedingungen sowie das Glykoprotein-Hormon

Erythropoetin infolge einer gesteigerten Erythropoese (siehe 1.3) einen reprimierenden Effekt auf die Transkription des *hepcidin* Gens ausüben. Wie bereits in Abschnitt 1.3.2 gezeigt, kommt es sowohl durch das Fehlen des Ko-Faktors Eisen (Anämie) als auch bei Vorliegen eines Sauerstoffmangels zur Stabilisierung des **Transkriptionsfaktors HIF-1α**. Nach der Komplexbildung mit HIF-1β erfolgt eine Bindung an das HRE („hypoxia-responsive element") im *hepcidin* Promotor, wodurch eine Inhibierung der Transkription des *hepcidin* Gens stattfindet. Neueste Studien zeigen, dass möglicherweise auch hier eine Verbindung zum BMP-Signalweg besteht, da unter hypoxischen Bedingungen eine verstärkte Expression von Furin erfolgt, welches membrangebundenes HJV spalten kann und so den BMP-Signalweg inhibiert (Silvestri et al. 2008). Allerdings werden diese Ergebnisse kontrovers diskutiert, denn Krijt und Kollegen konnten 2009 beweisen, dass in hypoxischem Gewebe *in vivo* keine Regulation der transkriptionellen Aktivität von Furin vorliegt und das neben der löslichen Form von HJV ein weiterer Faktor an der Inhibierung der Hepcidin Expression beteiligt sein muss. Weiterhin zeigten Volke und Mitarbeiter (2009), dass Hepcidin weder ein direktes Zielgen von HIF-1 ist noch indirekt durch eine HIF-1 abhängige Induktion von TfR1 reguliert werden kann.

Insgesamt betrachtet kommt somit die bedeutenste Rolle im Rahmen der Hepcidin Regulation dem BMP/Smad-Signalweg zu. Gezeigt wurde dies durch die Untersuchungen an Smad4 defizienten Mäusen, welche eine starke Eiseneinlagerung und nur geringe bis gar keine Hepcidin Expression aufweisen. Weiterhin konnte in diesen Mäusen auch durch die Behandlungen mit inflammatorischen Substanzen (IL-6) oder Eisen-Injektionen keine gesteigerte Hepcidin Expression erzielt werden. Dies zeigt, dass der BMP-Signalweg für die von diesen Stimuli vermittelten Effekte auf die Hepcidin Expression von essentieller Bedeutung ist (Wang et al. 2005). Ferner konnten Truksa und Kollegen (2006) in Hepatozyten aus HFE, TfR2 und IL-6 Knockout Mäusen nach Behandlung mit BMP2, 4 und 9 eine Induktion der Hepcidin Expression feststellen. Dies lässt darauf schließen, dass die Induktion der Hepcidin Expression durch den BMP-Signalweg unabhängig von HFE, TfR2 und IL-6 erfolgt (Darshan und Anderson 2009).

Allerdings blieb bislang unklar, welches spezifische BMP Molekül für die Hepcidin Expression *in vivo* verantwortlich ist und wie veränderte Eisenspiegel Einfluss auf den BMP/Smad-Signalweg nehmen. Dies sollte Gegenstand der im Rahmen der vorliegenden Doktorarbeit durchgeführten Untersuchungen sein.

2. Zielsetzung der vorliegenden Dissertation

Bone Morphogenetic Proteins (BMPs) spielen eine wichtige Rolle in unterschiedlichen physiologischen und pathophysiologischen Prozessen der Leber. Weiterhin ist bekannt, dass sie auch entscheidend an der Tumorigenese einer Vielzahl verschiedener Karzinome beteiligt sind. Da bislang allerdings noch keine Untersuchungen zu der Bedeutung der BMPs im hepatozellulären Karzinom (HCC) erfolgten, sollte in der vorliegenden Arbeit der Einfluss der BMPs auf die Hepatokarzinogenese analysiert werden. Zusätzlich wurde in der Literatur bereits beschrieben, dass die BMPs entscheidend an der Regulation des Eisenstoffwechsels beteiligt sind, wobei ihre exakte Funktion in der Modulation der Eisenhomöostase bislang ungeklärt blieb. Ein weiteres Ziel dieser Arbeit sollte deshalb sein, die genaue Funktion der BMPs in der Regulation des Eisenstoffwechsels aufzuklären und weiterführend auch ihren spezifischen Einfluss auf den Eisenstoffwechsel des hepatozellulären Karzinoms zu untersuchen. Die vorliegende Arbeit kann somit in drei Abschnitte gegliedert werden:

(1) Eine wichtige Bedeutung in der Regulation der Tumorigenese kommt BMP4 zu, denn es kann sowohl als Onkogen als auch als Tumorsuppressorgen Einfluss auf die Progression diverser Karzinome ausüben. BMP4 ist aber auch entscheidend an der Embryogenese der Leber beteiligt. Da beachtlich Parallelen zwischen diesen Prozessen der Embryogenese und der Progression eines HCCs bestehen, sollte im ersten Teil dieser Arbeit die Beteiligung und die Funktion von BMP4 im HCC analysiert werden.

(2) BMPs spielen aber nicht nur eine wichtige Rolle in der Karzinogenese, sondern können weiterhin über den BMP/Smad-Signalweg die Hepcidin Expression verstärken. Da über die Modulation der Hepcidin Expression der Eisenstoffwechsel reguliert wird, ist der BMP/Smad-Signalweg für die Aufrechterhaltung der Eisenhomöostase von großer Bedeutung. Deshalb sollte im zweiten Teil dieser Arbeit untersucht werden, welches spezifische BMP Molekül hauptsächlich für die Regulation der Hepcidin Expression *in vivo* verantwortlich ist. Weiterhin blieb bislang ungeklärt, wie Veränderungen des Eisenspiegels generell den BMP/Smad-Signalweg beeinflussen können. Folglich sollte die Identifikation des Moleküls, welches hierbei als „Eisensensor" fungiert, Gegenstand der Untersuchungen sein.

(3) Die in den vorherigen Abschnitten dieser Arbeit durchgeführten Analysen ergaben, dass eine gesteigerte Expression von BMP4 im HCC vorliegt. Weiterhin konnte gezeigt werden, dass Vertreter der BMPs Hauptregulatoren des Eisenstoffwechsels sind. Es sollte deshalb aufgeklärt werden, weshalb HCC Patienten, bei welchen eine verstärkte BMP Expression auftritt und in welchen dadurch bedingt eine erhöhte Hepcidin Expression die Eisenaufnahme limitiert, nicht an einer Anämie leiden.

3. Ergebnisse

Die in den Abschnitten 3.1 „Die Funktion und Regulation von BMP4 im hepatozellulären Karzinom (HCC)" und 3.2 „Die Bedeutung der BMPs für die Regulation des Eisenstoffwechsels" zusammengefassten Ergebnisse konnten bereits publiziert werden (siehe Anhang „Eigene Publikationen"). Weiterhin befindet sich ein Manuskript, welches die Ergebnisse des Teils 3.3 zusammenfasst in Vorbereitung, um in Kürze zur Veröffentlichung eingereicht zu werden.

3.1 Die Funktion und Regulation von BMP4 im hepatozellulären Karzinom

Es ist seit langem bekannt, dass die Fehlregulation von BMPs (Bone Morphogenetic Proteins) zur Progression diverser Krebserkrankungen beiträgt (Hatakeyama et al. 1993, Kleeff et al. 1999, Rothhammer et al. 2005), wobei vor allem BMP4 einen sehr wichtigen Modulator der Karzinogenese darstellt (Buckley 2004, Alarmo et al. 2007, Theriault et al. 2007). Forschungsergebnisse unserer Arbeitsgruppe, welche hauptsächlich aus Untersuchungen verschiedener an der Tumorigenese des malignen Melanoms beteiligter Regulationsmechanismen entstanden sind, zeigten eine verstärkte Expression von BMP4 im malignen Melanom und dessen Einfluss auf die Progression dieses Tumors (Rothhammer et al. 2005).

Weiterhin spielen BMPs eine große Rolle bei der Embryonalentwicklung der Leber (siehe Kapitel 1.4.2). Besonders BMP4 hat entscheidenden Einfluss auf die Zelldifferenzierung von embryonalen Stammzellen zu Hepatozyten (Zhou et al. 2007).

Interessanterweise existieren beachtliche Parallelen in den molekularen Mechanismen, welche zum einen in der Embryonalentwicklung der Leber, aber zum anderen auch während der Progression eines HCCs ablaufen. Deshalb sollte im Rahmen dieser Arbeit die Regulation von BMP4 im HCC sowie der Einfluss von BMP4 auf die Entwicklung des HCC analysiert werden.

3.1.1 Analyse der BMP4 Expression im hepatozellulären Karzinom

Im ersten Schritt der Analyse wurde die Expression von BMP4 mittels quantitativer Real-Time PCR (qRT-PCR) in zwei verschiedenen HCC-Zelllinien (Hep3B und PLC) untersucht. Wie in Abbildung 3-1 A zu sehen, konnte eine verstärkte BMP4 mRNA Expression in den HCC-Zelllinien im Vergleich zu primären humanen Hepatozyten (PHHs von drei verschiedenen Spendern) festgestellt werden. Um zu untersuchen, ob diese Situation auch *in vivo* vorliegt, wurden zueinander korrespondierende Proben von tumorösen und nicht-tumorösen Geweben analysiert. Dabei zeigten 24 von 39 HCC-Gewebeproben (etwa 62%) eine erhöhte BMP4 mRNA Expression, im Vergleich zu den umgebenden nicht-tumorösen Gewebeproben (Abb. 3-1 B, siehe Diskussion 4.1).

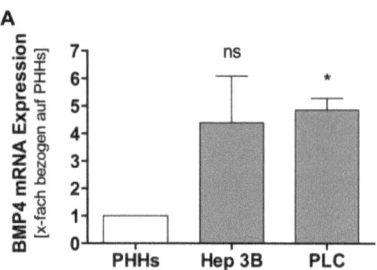

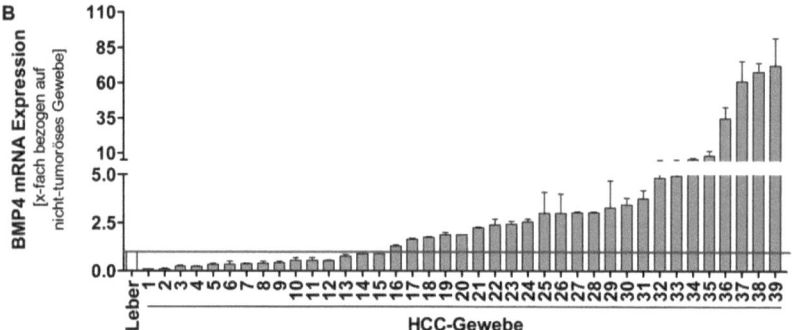

Abbildung 3-1: qRT-PCR Analyse der BMP4 Expression in primären humanen Hepatozyten (PHH), hepatozellulären Karzinom (HCC)-Zelllinien, sowie HCC-Geweben und korrespondierenden nicht-tumorösen Gewebeproben. (A) In den HCC-Zelllinien konnte eine im Vergleich zu den PHHs verstärkte Expression der BMP4 mRNA festgestellt werden. **(B)** Untersuchungen des BMP4 Expressionsmusters an tumorösen und nicht-tumorösen Gewebeproben bestätigten diese Ergebnisse. Die BMP4 mRNA Expression war in 24 HCC-Gewebeproben (62%) im Vergleich zu dem umgebenden nicht-tumorösen Lebergeweben erhöht.

Anschließend wurde zur Untersuchung einer Spender-Abhängigkeit bzw. einer Abhängigkeit von den Erkrankungen des Spenders eine exakte Charakterisierung der verwendeten Gewebeproben durchgeführt (Tabelle 3-1). Es zeigte sich, dass die BMP4 Expression signifikant ($p=0.033$) mit einem höheren Tumor-Staging assoziiert ist, jedoch keine Korrelation zum Tumorgrad, der Größe des Tumors, dem Patientenalter bzw. -geschlecht, dem Transaminasen-Serumspiegel oder dem Bilirubingehalt sowie der Ätiologie der vorhandenen Erkrankung vorliegt. Die klinisch-pathologischen Daten wurden von PD Dr. Claus Hellerbrand (Innere Medizin I, Universitätsklinikum Regensburg) freundlicherweise zur Verfügung gestellt.

Untersuchungs-parameter			verstärkte BMP4 mRNA Expression im HCC		
	Einteilung	Anzahl	nein	ja	p-Wert
Geschlecht					1.000 *
	weiblich	10	4	6	
	männlich	29	11	18	
Tumor-Staging					**0.033 ***
	pT1	7	6	1	
	pT2	14	4	10	
	pT3	16	5	11	
	pT4	2	0	2	
Tumor-Grading					0.338 *
	G1	10	5	5	
	G2	26	8	18	
	G3	3	2	1	
Ätiologie					0.070 *
	Alkohol	20	8	12	
	Virus Hepatitis[##]	5	4	1	
	weitere/unbekannt	14	3	11	
Alter bei der Diagnose [Jahre] [#]			58 ± 3	63 ± 3	0.150 **
Tumorgröße [cm] [#]			6.3 ± 1.2	7.1 ± 1.0	0.953 **
Serum ALT[###] levels [IU/ml] [#]			88 ± 26	82 ± 16	0.400 **
Serum Bilirubinspiegel [mg/dl] [#]			1.4 ± 0.3	1.3 ± 0.3	0.545 **

Tabelle 3-1: Vergleich der klinisch-pathologischen Charakteristika von 39 HCC Patienten mit und ohne erhöhte BMP4 mRNA Expressionspiegel im Tumorgewebe, in Bezug auf das korrespondierende nicht-tumoröse Gewebe.
* Verwendung des exakten Fisher Tests; ** Vergleich nummerischer Werte mit Hilfe des 2-seitigen Students t-test (sind durch Fettschrift gekennzeichnet, p-Werte <0.05); [#] Mittelwert ± s.e.m.; [##] chronische Hepatitis B oder Hepatitis C Infektion; [###] ALT: Alanin Aminotransferase

3. Ergebnisse

Für die Analyse der BMP4 Proteinexpression wurden mit Hilfe eines spezifischen BMP4 Antikörpers immunhistochemische Färbungen an Schnitten von normalen Lebergeweben und HCC-Geweben von jeweils 5 Spendern durchgeführt. In Analogie zu den mRNA Daten zeigten die immunhistochemischen Färbungen eine starke BMP4 Proteinexpression im Cytoplasma der Epithelzellen aller HCC-Gewebe. Im Gegensatz dazu konnte in den normalen Lebergewebeschnitten keine Färbung festgestellt werden. Repräsentative immunhistologische BMP4 Färbungen von zwei normalen Lebergeweben und vier HCC-Geweben wurden ausgewählt und in Abbildung 3-2 dargestellt.

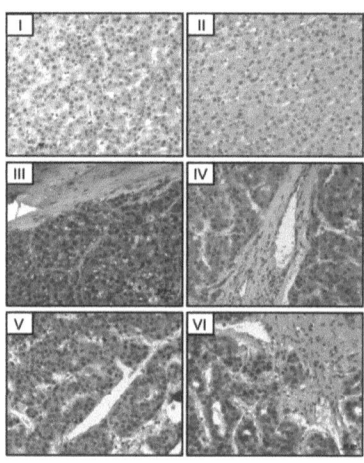

Abbildung 3-2: Immunhistochemische Färbungen zur Analyse der BMP4 Expression in normalen Lebergeweben und HCC-Geweben. Es zeigte sich eine starke Expression von BMP4 in den HCC-Geweben, wobei diese in den Epithelzellen lokalisiert war. Representative Bilder wurden ausgewählt, es sind Färbungen von zwei normalen Lebergeweben (I+II) und vier HCC-Geweben dargestellt (III-VI) (Vergrößerung 200-fach).

3.1.2 Regulation der BMP4 Expression im hepatozellulären Karzinom

Zur Untersuchung des Mechanismus, welcher der Regulation der BMP4 Expression im HCC zugrunde liegt, wurde ein 625 bp großes Promotorfragment des humanen *bmp4* Gens in einen Luziferase-Reportervektor (pGL3 basic) kloniert (dieses Konstrukt wurde von Herrn Dr. Markus Moser zur Verfügung gestellt). Um zu zeigen, dass die Aktivität des *bmp4* Promotors in beiden untersuchten Zelllinien Hep3B und PLC vergleichbar ist, wurde die transkriptionelle Aktivität des Promotor-Reporterkonstrukts in den beiden HCC-Zelllinien untersucht. Wie in Abbildung 3-3 gezeigt, konnte eine Aktivierung des Promotorkonstruktes sowohl in den

Hep3B Zellen als auch in den PLC Zellen festgestellt werden. Diese betrug in den Hep3B Zellen das ca. 5-fache und in den PLC Zellen das ca. 3-fache im Vergleich zu den Kontrolltransfizierten HCC-Zelllinien, welche mit pGL3 basic (pGL3) als Leervektor transfiziert wurden.

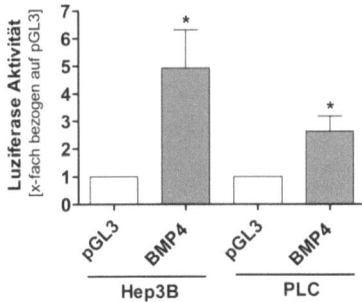

Abbildung 3-3: Bestimmung der *bmp4* Promotoraktivität in HCC-Zellen. Die Durchführung des Reportergen-Assays (Luziferase Assay) zeigte eine starke Aktivität des *bmp4* Promotors in HCC-Zelllinien, welche mit einem *bmp4* Promotor-Reporterkonstrukt transfiziert wurden.

Zur Identifikation von Transkriptionsfaktoren, welche potentiell für die gesteigerte *bmp4* Promotoraktivität im HCC verantwortlich sein könnten, wurden computerbasierende Analysen des *bmp4* Promotors durchgeführt. Diese Promotorstudien zeigten zwei Bindestellen für Ets-1 sowie eine weitere Bindestelle für HIF-1α („hypoxia-inducible factor") (Abb. 3-4).

```
  1    TTTTGGAAGG AAATTCACCT TTTAACAGCC CAAGAGGTAT CTCTCTCTGG CACACAGTTC
 61    TGCACACAGC CTGTTTCTCA ACGTTTGGAA ATCTTTTAAC AGTTTATGGA AGGCCACCTT
121    TTAAACCGAT CCAACAGCTC CTTTCTCCAT AACCTGATTT TAGAGGTGTT TCATTATCTC
181    TAATTACTCA GGGTAAATGG TGATTACTCA GTGTTTTAAT CATCAGTTTG GCAGCAGTT
241    ACACTAAACT CAGGGAAGCC CAGACTCCCA TGGGTATTTT TGGAAGGTAC GGCGACTAGT
                      Ets-1                                Ets-1
301    CGGTGCATGC TTTCTAGTAC CTCCGCACGT GGTCCCCAGG TGAGCCCCAG CCGCTTCCCA
                                        HRE
361    GAGCTGGAGG CAGCGGCGTC CCAGCTCCGA CGGCAGCTGC GGACTCGGGC GCTGCCTGGG
421    CTTCCGGGAC CCGGGCCTGC TAGGCGAGGT CGGGCGGCTG GAGGGGAGGA TGTGGGCGGG
                                        → Transkriptions-Start
481    GCTCCCATCC CCAGAAAGGG AGGCGAGCGA GGGAGGAGGG AAGGAGGGAG GGGCCGCCGG
541    GGAAGAGGAG GAGGAAGGAA AGAAAGAAAG CGAGGGAGGG AAAGAGGAGG AAGGAAGATG
601    CGAGAAGGCA GAGGAGGAGG GAGGGAGGGA AGGAGCGCGG AGCCCGGCCC GGAAGCTAGG
661    TGAGTGTGGC ATCCGAG
```

Abbildung 3-4: Darstellung der *bmp4* Promotorsequenz mit den potentiellen Transkriptionsfaktorbindestellen. Durch bioinformatische Analysen des humanen *bmp4* Promotors konnten Bindestellen für Ets-1 (rot, kursiv geschrieben) und ein „hypoxia-responsive element" (HRE; blau, fett geschrieben) identifiziert werden.

3. Ergebnisse

Da das HCC eher ein hypoxisches Gewebe darstellt, innerhalb welchem es bekanntermaßen zur Stabilisierung von HIF-1α kommt (siehe Einleitung 1.3.3), wurde in initialen Analysen hauptsächlich HIF-1α als möglicher Regulator der BMP4 Expression untersucht.

Hierzu erfolgte eine Analyse der HIF-1α Proteinexpression in den HCC-Zelllinien, welche unter normalen bzw. hypoxischen Bedingungen kultiviert wurden, um sicherzustellen, dass die Zellen für Untersuchungen der HIF-abhängigen Genexpression geeignet sind. Dazu wurden Hep3B und PLC Zellen für 24 Stunden mit DP (2,2'-Dipyridyl, 100 µM), einem Hypoxie-induzierenden Agens, behandelt. DP führt zur Inhibierung der Prolylhydroxylase indem es den von dieser benötigten Ko-Faktor Eisen komplexiert und dadurch die Degradation von HIF-1α verhindert (siehe 4.1.1). Es zeigte sich, dass auf Proteinebene mittels Western Blot mit einem HIF-1α spezifischen Antikörper in Hep3B und PLC Zellen nach der Stimulation mit DP Banden detektiert werden konnten, in unbehandelten Zellen jedoch nicht (Abb. 3-5).

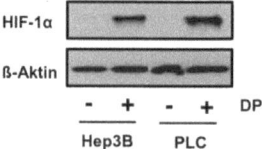

Abbildung 3-5: Analyse der HIF-1α Expression in HCC-Zelllinien nach der Induktion von Hypoxie. Nach der Behandlung der HCC-Zellen mit DP (2,2'-Dipyridyl) als Hypoxie-induzierendes Agens, konnte im Western Blot eine starke Expression von HIF-1α Protein festgestellt werden, während unbehandelte Zellen keine Expression zeigten.

Um im Weiteren die *bmp4* Promotoraktivität in Abhängigkeit von der HIF-1α Induktion untersuchen zu können, wurden Hep3B und PLC Zellen, welche zuvor mit einem *bmp4* Promotor-Reporterkonstrukt transfiziert worden waren, mit DP behandelt. Anschließend wurde die *bmp4* Promotoraktivität in den behandelten Zellen mittels Luziferase Assays bestimmt. Es konnte in beiden HCC-Zelllinien eine Steigerung der *bmp4* Promotoraktivität als Folge der DP Behandlung festgestellt werden. Zum Nachweis, dass die gesteigerte Promotoraktivität auf einem Hypoxie-induzierten Effekt beruht, wurde ein dominant negatives HIF-1α Expressionskonstrukt (dnHIF1) ko-transfiziert. Durch diese Ko-Transfektion mit dominant negativen HIF-1α konnte eine Inhibierung der DP-induzierten *bmp4* Promotor-aktivität erzeugt werden (Abb. 3-6 A). Dieser inhibitorische Effekt war überraschenderweise stärker als der aktivierende Einfluss der DP Behandlung auf die *bmp4* Promotoraktivität. Es stellte sich deshalb die Frage, ob der von HIF-1α ausgeübte Effekt auf einer direkten Bindung von HIF-1α an die HRE Sequenz des *bmp4* Promotors beruht oder ob es sich um einen sekundären Effekt handelt.

Zur Überprüfung, ob eine direkte Bindung von HIF-1α an das „hypoxia-responsive element" (HRE) des *bmp4* Promotors erfolgt, wurden Gelshift-Assays (EMSA) mit einem radioaktiv

3. Ergebnisse

markierten doppelsträngigen Oligonukleotid, welches die HRE Bindestelle des *bmp4* Promotors enthält, durchgeführt. Da die Bindung von HIF-1α an HRE Sequenzen *in vivo* nur im Komplex mit der HIF-1β Untereinheit möglich ist, wurde zur Kontrolle der Bindung ein *in-vitro* Translatat (IVTT) bestehend aus einer HIF-1α und einer HIF-1β Untereinheit generiert.

Wie zu erwarten, konnte in dem Shift Ansatz, in welchem das radioaktiv markierte BMP4 (HRE) Oligonukleotid zusammen mit dem *in-vitro* Translatat inkubiert wurde, eine Bande detektiert werden. Dies bedeutet, dass es zu einer Bindung des HIF-Komplexes an die HRE Sequenz des Oligonukleotids kam (Abb. 3-6 B).

Wurden in den Bindungsstudien hingegen Kernextrakte der HCC-Zellen eingesetzt, konnte lediglich eine schwache DNA-Protein-Interaktion festgestellt werden (Abb. 3-6 B). Selbst nach der Kultivierung der HCC-Zellen unter hypoxischen Bedingungen (induziert durch DP Behandlung), zeigten sich keine gesteigerten Bindungsaffinitäten (Abb. 3-6 B). Eine direke Bindung des Transkriptionsfaktors HIF-1α an die HRE Sequenz des *bmp4* Promotors *in vivo* konnte somit ausgeschlossen werden.

Da untersucht werden sollte, ob generell eine Induktion der BMP4 mRNA Expression unter hypoxischen Bedingungen erfolgt, wurden Hep3B Zellen in einer Zeitreihe für unterschiedlich lange Zeiträume (2h, 6h, 24h und 48h) mit DP behandelt. Wie in Abbildung 3-6 C zu sehen, zeigten die qRT-PCR Analysen keine Veränderung der BMP4 mRNA Expression nach zwei und sechs Stunden Behandlungsdauer, wohingegen nach 24 und 48 Stunden DP Stimulation, eine verstärkte BMP4 Expression feststellbar war. Diese Ergebnisse konnten auf Proteinebene durch BMP4 ELISAs bestätigt werden (Abb. 3-6 D). Zusammenfassend zeigen diese Ergebnisse, dass zwar eine Induktion der BMP4 Expression unter hypoxischen Bedingungen erfolgt, diese aber nicht durch eine direkte Bindung des Transkriptionsfaktors HIF-1α an das HRE-Element des *bmp4* Promotors vermittelt wird.

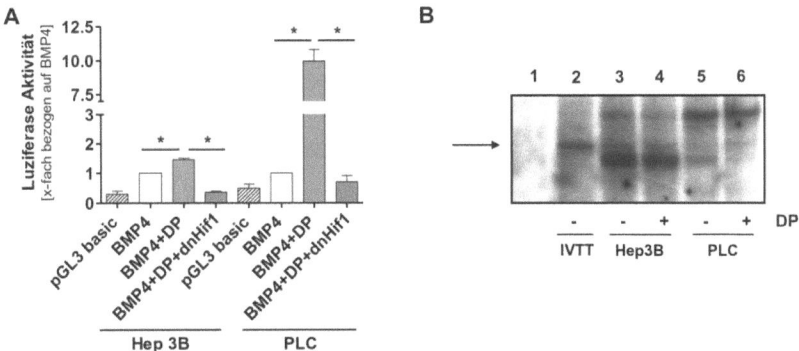

Abbildung 3-6: Einfluss hypoxischer Bedingungen auf die *bmp4* Promotoraktivität bzw. BMP4 Expression. Forsetzung und Erklärung der Abbildung auf der nächsten Seite.

3. Ergebnisse

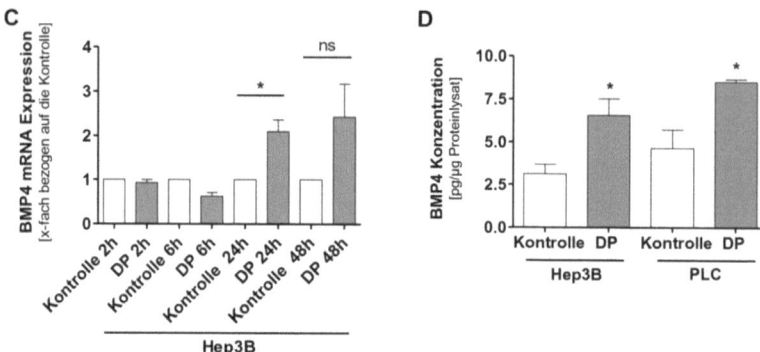

Abbildung 3-6: Einfluss hypoxischer Bedingungen auf die *bmp4* Promotoraktivität bzw. BMP4 Expression. (A) Nach Behandlung der HCC-Zelllinien mit DP konnte eine erhöhte Luziferase-Aktivität des *bmp4* Promotorkonstruktes festgestellt werden. Durch Ko-Transfektion eines dominant negativen HIF-1α Expressionskonstruktes (dnHIF1) zur Hemmung des DP-induzierten Effektes, erfolgte eine Reduktion der Promotoraktivität über diesen Effekt hinaus. **(B)** Bindungsstudien, die mit Hilfe eines Elektromobilitäts-Shift Assays durchgeführt wurden, zeigten unter Verwendung des radioaktiv markierten Oligonukleotids, welches die Sequenz der HRE Bindestelle des *bmp4* Promotors enthält (Spur 1), eine Komplexbildung mit dem *in-vitro* Translat (bestehend aus einer HIF-1α und einer HIF-1β Untereinheit; Spur 2). Allerdings konnte bei Verwendung von Kernextrakten nur eine sehr schwache Bindung festgestellt werden (Spur 3/5), welche des Weiteren nicht durch Behandlung mit DP verstärkt werden konnte (Spur 4/6). Der Pfeil markiert die Höhe auf der die DNA-Protein Komplexe detektiert wurden. **(C)** Die Quantifizierung der BMP4 mRNA Expression in DP behandelten Zellen mittels qRT-PCR zeigte erst nach 24 bzw. 48 Stunden DP Behandlung eine 2 bis 3-fache Induktion der Expression. **(D)** Die Durchführung eines BMP4 ELISAs bestätigte diese Ergebnisse auf Proteinebene. Nach 48 Stunden DP Behandlung konnte eine Steigerung der BMP4 Konzentration in Proteinlysaten von HCC Zelllinien im Vergleich zu den unbehandelten Zelllinien festgestellt werden.

Da die in Abbildung 3-4 graphisch dargestellten Promotorstudien neben einer HIF Bindestelle auch auf Ets-1 Bindestellen im *bmp4* Promotor hinwiesen und weiterhin bekannt ist, dass Ets-1 als Aktivator der BMP4 Transkription im malignen Melanom fungiert (Rothhammer et al. 2005) und selbst durch Hypoxie reguliert werden kann (Oikawa et al. 2001), sollte nun Ets-1 als potentieller, Hypoxie-induzierter Regulator der BMP4 Expression im HCC untersucht werden.

Hierfür wurde zuerst ein Ets-1 Aktivitäts-Reporterkonstrukt in die HCC-Zelllinien eingebracht, wodurch in Luziferase Assays eine erhöhte Ets-1 Aktivität in beiden HCC Zelllinien festgestellt werden konnte. Anschließend wurde zusätzlich eine Stimulation der Zellen mit dem Hypoxie-induzierenden Agens DP durchgeführt, um zu untersuchen, ob diese eine weitere Zunahme der Ets-1 Aktivität zur Folge hat. Es konnte eine 4 bis 6-fache Ets-1 Aktivitätssteigerung in DP behandelten HCC-Zellen beobachtet werden (Abb. 3-7 A). Diese konnte durch die Ko-Transfektion des dominant negativen HIF-1α Expressionskonstruktes vollständig aufgehoben werden.

Diese Ergebnisse ließen eine direkte Regulation von Ets-1 durch HIF-1α vermuten. Daher sollte im Folgenden gezeigt werden, dass die Aktivierung von Ets-1 für die Hypoxie-induzierte BMP4 Expression verantwortlich ist. Hierzu wurden Effekte einer verstärkten Ets-1 Expression (durch Einbringen eines Ets-1 Expressionskonstruktes) sowie einer verminderten Ets-1 Expression (durch Einbringen eines antisense Ets-1 Konstruktes) auf die *bmp4* Promotoraktivität untersucht (Abb. 3-7 B). Es zeigte sich, dass eine verstärkte Ets-1 Expression zu einer erhöhten *bmp4* Promotoraktivität in den PLC Zellen, welche unter normoxischen Bedingungen kultiviert wurden, führte. Diese Induktion war nicht durch eine zusätzliche Behandlung der PLC Zellen mit DP steigerbar. Im Gegensatz dazu wurde durch die Transfektion mit dem asEts-1 Konstrukt (antisense Ets-1) die Promotoraktiviät unter normoxischen Bedingungen stark vermindert. Unter hypoxischen Gegebenheiten erfolgte durch Transfektion des asEts-1 Konstruktes eine vollständige Hemmung der DP-induzierten *bmp4* Promotoraktivität.

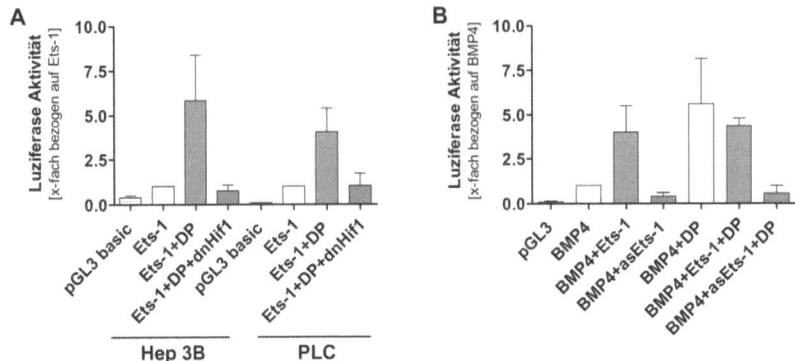

Abbildung 3-7: Untersuchung des Einflusses von Ets-1 auf die Hypoxie-induzierte *bmp4* Promotoraktivität. (A) Die Behandlung von HCC-Zelllinien mit DP resultierte in einer Induktion der Ets-1 Aktivität, wobei diese durch die Ko-Transfektion des dominant negativen HIF-1α Konstruktes vollständig gehemmt werden konnte. **(B)** Durch Transfektion eines Ets-1 Expressionskonstruktes konnte die *bmp4* Promotoraktivität in PLC Zellen um das 4 bis 5-fache erhöht werden, wobei dies der Aktivitätssteigerung des *bmp4* Promotors nach der DP Behandlung entspricht. Die Ko-Transfektion eines antisense Ets-1 Konstruktes (asEts-1) zeigte eine vollständige Hemmung der Luziferase-Aktivität unter normoxischen und hypoxischen Bedingungen.

Zusammenfassend ergibt sich somit, dass unter normoxischen Bedingungen die endogene Ets-1 Aktivität zwar zu der BMP4 Expressionsstärke beiträgt, unter hypoxischen Bedingungen Ets-1 hingegen als Hauptregulator für die HIF-abhängige Induktion der BMP4 Expression fungiert.

3.1.3 Funktion von BMP4 im hepatozellulären Karzinom

Um die Rolle von BMP4 im HCC in funktionellen Studien analysieren zu können, wurden zwei unterschiedliche Methoden zur Inhibierung der BMP4 Expression gewählt. Zum einen wurden siRNAs gegen BMP4 verwendet (siBMP4_1, siBMP4_2; siehe 5.1.7.3), zum anderen erfolgte die Transfektion der HCC-Zelllinien mit einem antisense BMP4 Konstrukt (asBMP4). Beide Varianten führten zu einer spezifischen Inhibierung der BMP4 Expression um 50 bis 80% (Abb. 3-8).

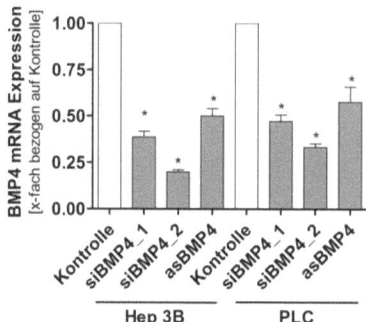

Abbildung 3-8: Inhibierung der BMP4 Expression mit Hilfe von siRNAs gegen BMP4 oder eines antisense BMP4 Konstruktes. Die qRT-PCR Analysen zur Kontrolle der Transfektionseffizienz zeigten eine um 50 bis 80 % verminderte BMP4 mRNA Expression nach der Transfektion mit zwei verschiedenen siRNAs (siBMP4_1, siBMP4_2) oder einem antisense BMP4 Konstrukt (asBMP4).

Anfangs wurde der Effekt der BMP4 Expression auf die Invasivität der Hep3B und PLC Zellen untersucht. Hierzu wurden Boydenkammer-Assays durchgeführt, in welchen, die mit zwei verschiedenen siRNAs gegen BMP4 transfizierten HCC-Zellen ein vermindertes Migrationspotential im Vergleich zu den Kontroll-transfizierten Zellen zeigten (Abb. 3-9 A). Des Weiteren konnte eine verminderte Invasionsfähigkeit der asBMP4 transfizierten HCC-Zellen festgestellt werden (Abb. 3-9 B). Allerdings zeigten die HCC-Zellen nach der Transfektion mit siBMP4 im Vergleich zu den Kontroll-Transfektionen keine eindeutigen Unterschiede in ihrem Proliferationsverhalten (Abb. 3-9 C, siehe Diskussion 4.1.2).

3. Ergebnisse

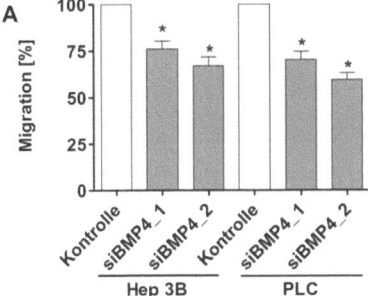
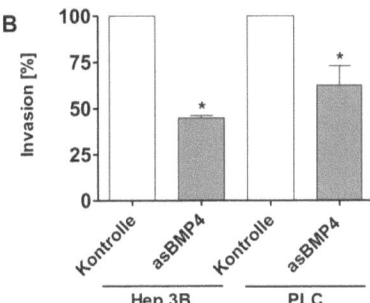
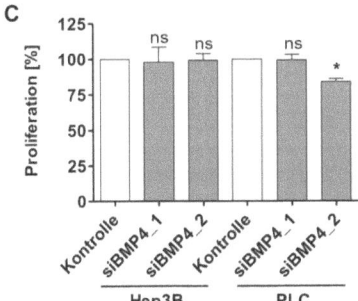

Abbildung 3-9: Einfluss von BMP4 auf das Migrations-, Invasions- und Proliferationsverhalten von HCC-Zellen. **(A)** Die Transfektion von siRNAs gegen BMP4 bewirkte eine verminderte Migration der HCC-Zelllinien in Boyden-Kammer Versuchen. **(B)** Im Rahmen von Untersuchungen des Invasionsverhaltens von HCC-Zellen, zeigten diese nach der Transfektion mit antisense BMP4 (asBMP4) eine verringerte Invasivität. **(C)** Bei Untersuchungen des Proliferationsverhaltens konnten keine eindeutigen Veränderungen festgestellt werden.

Zur Durchführung der im Folgenden beschriebenen Experimente wurde das asBMP4 Konstrukt verwendet und nur noch die gegen BMP4 gerichtete siRNA Nummer zwei (siBMP4_2), da diese eine stärkere Inhibierung der BMP4 Expression ermöglicht (siehe Abb. 3-8).

Wie in Abbildung 3-10 dargestellt, wurde des Weiteren die Fähigkeit der transfizierten PLC Zellen zur Matrix-unabhängigen Bildung von Kolonien in Softagar („anchorage-independent growth") mit Hilfe des „Colony-Forming Assays" untersucht. Dabei bildeten siBMP4 bzw. asBMP4 transfizierte PLC Zellen eine geringere Anzahl an Kolonien, die zudem einen kleineren Durchmesser aufwiesen im Vergleich zu Kontroll-transfizierten PLC Zellen aus.

3. Ergebnisse

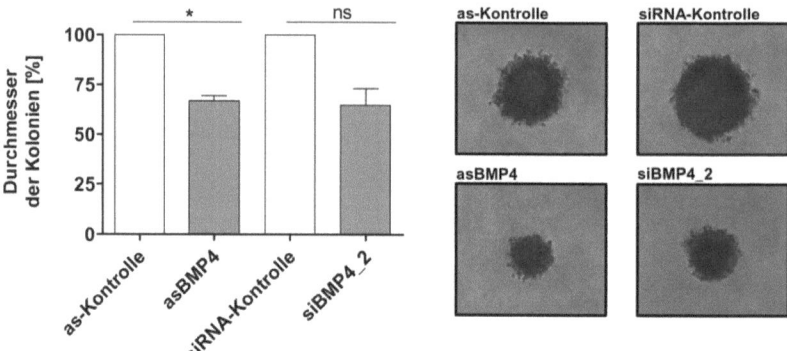

Abbildung 3-10: Fähigkeit der HCC-Zellen zur Matrix-unabhängigen Bildung von Kolonien in Softagar. Die Durchführung eines „Colony-Forming Assays" zeigte inhibitorische Effekte der Transfektion von PLC Zellen mit asBMP4 und siRNA gegen BMP4 auf das Matrix-unabhängige Wachstum. Dies konnte anhand der im Vergleich zu den korrespondierenden Kontrollzellen verminderten Anzahl sowie des ebenfalls verminderten Durchmessers der Kolonien festgestellt werden. Im linken Teil der Abbildung ist graphisch das Ergebnis der Vermessung des Durchmessers jeweils zehn repräsentativer Kolonien dargestellt.

Es ist bekannt, dass das hepatozelluläre Karziom ein hypervaskulärer Tumor ist, dessen Progression sowie die damit verbundene Prognose sehr stark vom Ausmaß der Gefäßversorgung des Tumors abhängen (Wu 2008). Weiterhin konnte in unserer Arbeitsgruppe vor kurzem gezeigt werden, dass BMPs im malignen Melanom, welche von Melanomzellen in die Tumorumgebung sezerniert werden, die Neoangiogenese in diesem Tumortyp fördern (Rothhammer et al. 2007). Bislang erfolgten allerdings im HCC noch keine Untersuchungen inwiefern von HCC Zellen sezerniertes BMP4, als proangiogenetischer Faktor wirken kann und so die Einsprossung von Kapillaren bzw. Gefäßen in das Tumorgewebe dieses Tumors begünstigen kann.

Um eine Funktion von BMP4 als proangiogenetischer Faktor im HCC zu analysieren, wurden Tubenformations-Assays durchgeführt, im Rahmen welcher Endothelzellen (HMEC, „human microvaskular endothelial cells") mit Zellkulturüberständen von siRNA bzw. antisense BMP4 transfizierten PLC Zellen behandelt wurden. Die Inkubation von HMECs mit Überständen von siBMP4 bzw. asBMP4 transfizierten PLC Zellen führte zu einer verminderten Ausbildung gefäßartiger Strukturen im Vergleich zu der Inkubation mit den Überständen von Kontrolltransfizierten Zellen (Abb. 3-11 A). Die Quantifizierung erfolgte dabei durch das Auszählen der Tuben im Anschluß an die jeweilige Behandlung (Abb. 3-11 B).

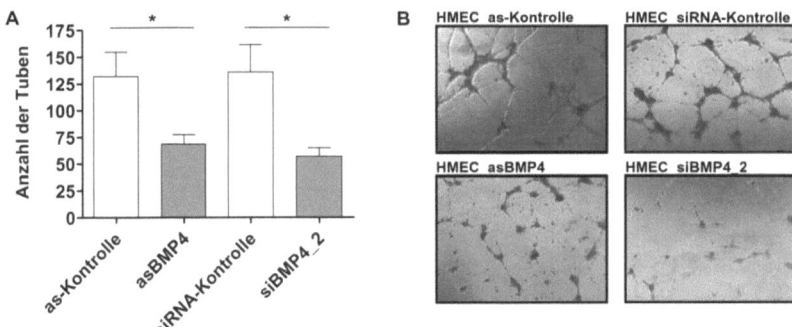

Abbildung 3-11: Untersuchung der Tubenbildung von Endothelzellen bei verminderter BMP4 Expression der HCC-Zellen. **(A)** Die Quantifizierung der Gesamt-Tubenanzahl zeigte eine stark verminderte Fähigkeit zur Tubenbildung von humanen Endothelzellen (HMECs), welche mit den Überständen von asBMP4 und siBMP4 transfizierten PLC Zellen behandelt wurden. **(B)** In Phasenkontrastaufnahmen von Endothelzellen, welche mit den Überständen der siBMP4 und asBMP4 transfizierten PLC Zellen behandelt worden waren, konnten nur vereinzelt Tuben festgestellt werden. Im Gegensatz dazu war bei den HMECs, welche mit Überständen von Kontroll-transfizierten Zellen behandelt worden waren, ein vollständiges Tubennetzwerk ausgebildet.

Da diese Ergebnisse eine proangiogenetische Funktion von BMP4 im HCC aufzeigten, sollte im Folgenden versucht werden, einen Zusammenhang zwischen der BMP4 Expression im Gewebe und dem Ausmaß der in diesem Gewebe vorherrschenden Vaskularisierung herzustellen. Dazu wurde die Expression des endothelialen Markers CD31 (Hillen et al. 2006) in eben jenen HCC-Gewebeproben, welche auch für die Bestimmung der BMP4 Expression verwendet worden waren, analysiert. Allerdings konnten dabei sowohl *in vitro*, bei der Bestimmung der mRNA Expression von CD31 in den 39 HCC-Gewebeproben als auch *in situ* in immunhistochemischen Färbungen keine signifikanten Korrelationen zur BMP4 Expression festgestellt werden (Daten nicht gezeigt). Dennoch ist es sehr gut vorstellbar, dass die Visualisierung durch einen Marker zu einem definierten Zeitpunkt nur begrenzt aussagefähig ist, da der Angiogeneseprozess eines Tumors sehr dynamisch verläuft. Obwohl die BMP4 Expression unter hypoxischen Bedingungen stark ansteigt, liegen zu diesem Zeitpunkt vermutlich noch normale CD31 Spiegel vor, da der Prozess der Vaskularisierung erst eine Folge der hohen BMP4 Expression ist. Wohingegen eine hohe CD31 Expression, als Marker für eine vollständig ausgebildete Neovaskularisierung, eher mit einer relativ normalen Sauerstoffversorgung des Gewebes assoziiert ist, was wiederum geringere BMP4 Expressionsspiegel bedingt.

Zusammenfassend lässt sich folglich sagen, dass die BMP4 Expression nicht nur die Invasion und Migration von HCC-Zellen fördert, sondern auch zu matrix-unabhängigen Wachstum der HCC-Zellen und der Neoangiogenese des Tumors beiträgt (siehe Diskussion 4.2.1).

3.2 Die Bedeutung der BMPs für die Regulation des Eisenstoffwechsels

Zusätzlich zu der wesentlichen Beteiligung der BMPs an der Karzinogenese verschiedenster Tumore (Hsu et al. 2005, Katoh 2007, Hardwick et al. 2008) ist weiterhin bekannt, dass der BMP-Signalweg entscheidend an der Regulation des Eisenstoffwechsels beteiligt ist (Babitt et al. 2006, Babitt et al. 2007, Lin et al. 2007, Xia et al. 2008). Durch die Bindung von BMPs an die entsprechenden Rezeptoren, wird die BMP/Smad-Signalkaskade in der Leber aktiviert. Diese führt zu einer gesteigerten Hepcidin Expression, welche durch die Internalisierung und Degradation von Ferroportin die intestinale Eisenaufnahme limitiert (siehe Kapitel 1.5.3).

Untersuchungen *in vitro* konnten bereits eine Regulation der Hepcidin Expression durch BMP2, 4, 6 und 9 aufzeigen (siehe 1.5.3). Allerdings war bislang unklar, welches BMP Molekül spezifisch die Hepcidin Expression *in vivo* reguliert und auf welche Weise der BMP-Signalweg durch veränderte Eisenspiegel moduliert werden kann, um die Eisenhomöostase aufrechtzuerhalten.

Die im folgenden Teil dieser Arbeit beschriebenen Untersuchungen erfolgten in Zusammenarbeit mit Frau Dr. Stephanie Arndt (Molekulare Pathologie, Universitätsklinikum Regensburg), wobei von ihr alle *in vivo* Experimente durchgeführt wurden.

3.2.1 Einfluss der BMP6 Expression auf den Eisenstoffwechsel

Bei einem Vergleich der Phänotypen von 129Sv/Ev BMP6 Wildtyp (BMP6$^{+/+}$) und BMP6 Knockout Mäusen (BMP6$^{-/-}$) konnte von Frau Arndt eine mit dem Alter der Mäuse zunehmende Eiseneinlagerung in die Leber der BMP6 defizienten Mäuse im Vergleich zu den Wildtyp Mäusen beobachtet werden. Dabei zeigten histochemische Eisenfärbungen der Leber von BMP6 defizienten Mäusen im Alter von 2 bis 3 Monaten noch keine Eiseneinlagerungen, während ab dem 5. bis 6. Monat eine starke granuläre Eisenakkumulation in der Leber erfolgte. In den BMP6 Wildtyp Mäusen konnten keine pathologischen Veränderungen festgestellt werden (Abb. 3-12).

3. Ergebnisse

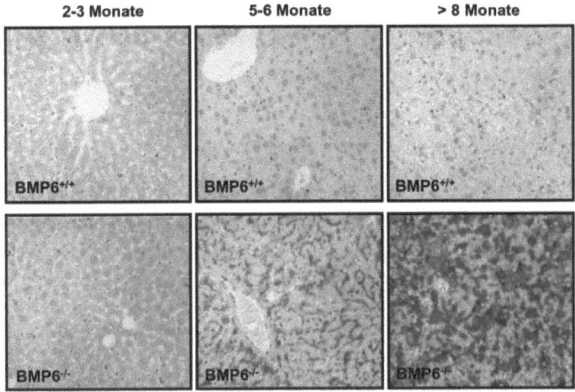

Abbildung 3-12: Untersuchung der Eiseneinlagerung in der Leber der BMP6 Wildtyp (BMP6$^{+/+}$) und BMP6 Knockout (BMP6$^{-/-}$) Mäuse mit zunehmendem Alter. Eisenfärbungen an Lebergewebeschnitten von BMP6 Knockout Mäusen ab dem 5. bis 6. Monat zeigten massive granuläre Eiseneinlagerungen in allen Bereichen der Leber. Ab dem 8. Monat konnte man bereits eine von der Leber ausgehende Eisenablagerung in den Makrophagen feststellen (Arndt et al. 2009), wohingegen die Wildtyp Mäuse keine pathologischen Veränderungen aufwiesen.

In Analogie wurden neben den histologischen Eisenfärbungen der jeweilige Eisengehalt und der Hepcidin-Spiegel in der Leber der Mäuse bestimmt. Dabei zeigten die BMP6 Knockout Mäuse im Alter von 2 bis 3 Monaten ebenfalls keine Veränderung des Eisengehalts und der Hepcidin Expression der Leber im Vergleich zu den BMP6 Wildtyp Mäusen. Ab dem 5. bis 6. Monat konnte jedoch bei den BMP6 Knockout Mäusen eine signifikante Zunahme des Eisengehalts der Leber, welcher mit einem abnehmenden Hepcidin Expressionsniveau korrelierte, beobachtet werden. In den BMP6 Wildtyp Mäusen des gleichen Alters hingegen konnten keine Veränderungen der Hepcidin Expression und folglich des Eisengehalts festgestellt werden (Arndt et al. 2009).

Obwohl sich in der Vergangenheit bereits viele Studien mit dem komplexen regulatorischen Mechanismus zur Aufrechterhaltung der Eisenhomöostase beschäftigten, blieb bis dato ungeklärt, wie veränderte Eisenspiegel Einfluss auf die Regulation der Hepcidin Expression nehmen können. Da die oben beschriebenen Ergebnisse auf eine Rolle von BMP6 als entscheidenden Regulator des Eisenstoffwechsels hinweisen, sollten im Folgenden die Hepcidin-Level in Abhängigkeit von der BMP6 Expression untersucht werden sowie der Einfluss von erhöhten und verminderten Eisenspiegeln auf den Eisengehalt der Leber. Hierzu wurden BMP6 Wildtyp und BMP6 Knockout Mäuse im Alter von 2 bis 3 Monaten verwendet, da wie oben beschrieben zu diesem Zeitpunkt bei den BMP6 defizienten Tieren noch keine pathologischen Veränderungen des Eisenstoffwechsels vorlagen. Die Mäuse wurden über eine Dauer von drei Wochen mit Eisen-angereicherten, Eisen-defizienten oder den Standard-Futtermitteln gefüttert. Nach der 3 wöchigen Gabe des Eisen-angereicherten Futters konnte durch die histochemische Berliner-Blau Färbung (zum Eisennachweis nach Perls) in den BMP6 Knockout Mäusen eine verstärkte Eiseneinlagerung in den Hepatozyten, ausgehend von der periportalen Zone festgestellt werden (Abb. 3-13). Im Gegensatz dazu zeigten die BMP6 Wildtyp Mäuse in den Hepatozyten keine veränderten Eiseneinlagerungen im Vergleich zu den Mäusen, welche das Standard-Futter erhielten. Quantitative RT-PCR Analysen zeigten eine signifikant höhere Hepcidin Expression in den BMP6 Wildtyp Mäusen nach der Gabe von Eisen-reichen Futtermitteln auf, wohingegen es in den BMP6 Knockout Mäusen zu keiner Veränderung der Hepcidin Expression kam (Arndt et al. 2009).

In Analogie zu diesem Ergebnis konnte in den BMP6 Wildtyp Mäusen, die Eisen-defizientes Futter erhalten hatten, eine verminderte Hepcidin Expression im Vergleich zu den mit Standard-Futter versorgten Mäusen beobachtet werden. Auch hier zeigten die BMP6 Knockout Mäuse keine Veränderung der Hepcidin Expression, welche generell sehr schwach war (Arndt et al. 2009).

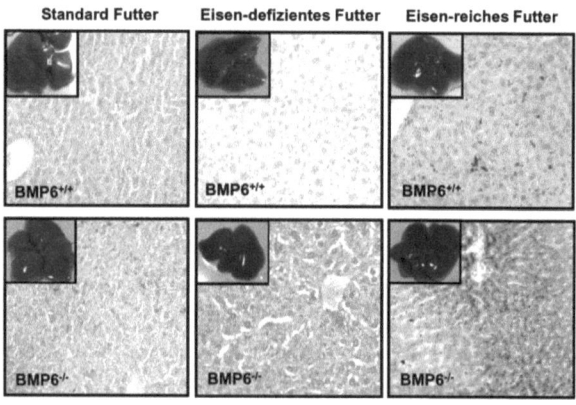

Abbildung 3-13: Untersuchung der Eiseneinlagerung in der Leber von BMP6 Wildtyp bzw. BMP6 Knockout Mäusen nach Gabe von Futtermitteln mit unterschiedlichen Eisengehalt. Mäuse im Alter von 2 bis 3 Monaten wurden für 3 Wochen mit Eisen-angereichertem Futter versorgt. Histochemische Berliner-Blau Färbungen der Lebergewebe-proben zeigten eine starke Eisenakkumulation in den Hepatozyten der BMP6 Knockout Mäuse, wohingegen die Lebern der Wildtyp Mäuse keine Veränderungen des Eisengehalts aufwiesen. Nach 3 wöchiger Fütterung des Standard Futtermittels bzw. des Eisen-defizienten Futtermittels zeigten Eisen-Färbungen keine wesentlichen Unterschiede der Eiseneinlagerungen in der Leber von BMP6 Knockout bzw. BMP6 Wildtyp Mäusen.

Die unterschiedlichen Auswirkungen einer erhöhten Eisenzufuhr auf die Hepcidin Expression in BMP6 Wildtyp bzw. Knockout Mäusen konnten durch die intravenöse Injektion von Eisen in die Tiere bestätigt werden. Vier bis acht Stunden nach erfolgter Injektion wurde die Leber und der Dünndarm aus den Mäusen entnommen und entsprechend der jeweiligen Verwendung aufgearbeitet. Dabei zeigten qRT-PCR Analysen der Leber der BMP6 Wildtyp Mäuse eine im Zeitverlauf ansteigende Hepcidin Expression, während in den BMP6 Knockout Mäusen keine Veränderung der Hepcidin mRNA Expression im Vergleich zu der Kontroll-Injektion mit einer Dextranlösung vorlag (Abb. 3-14).

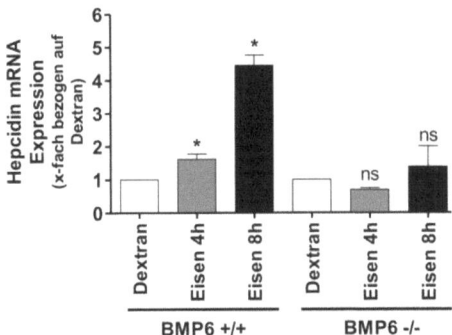

Abbildung 3-14: qRT-PCR Analyse der Hepcidin Expression in der Leber von BMP6 Wildtyp bzw. BMP6 Knockout Mäusen nach der Injektion von Eisendextran. Vier bis acht Stunden nach der intravenösen Injektion von Eisendextran konnte in der Leber von BMP6 Knockout Mäusen keine gesteigerte Hepcidin Expression im Vergleich zu der Kontroll-Injektion mit einer Dextranlösung festgestellt werden. Dahingegen erfolgte in der Leber von BMP6 Wildtyp Mäusen eine signifikante Steigerung der Hepcidin mRNA Expression nach der Injektion von Eisendextran.

Dies lässt vermuten, dass BMP6 in Abhängigkeit vom Eisengehalt exprimert wird und im Folgenden durch die Regulation der Hepcidin Expression in der Leber die Eisenhomöostase *in vivo* aufrechterhalten kann (siehe Diskussion 4.2).

3.2.2 Zelluläre Lokalisation der BMP6 Expression

Zwar konnte in vorherigen Versuchen gezeigt werden, dass BMP6 in Abhängigkeit des Eisenspiegels exprimiert wird, allerdings blieb dabei unklar, welcher Zelltyp für die Expression von BMP6 verantwortlich ist. Da seit langem eine zentrale Funktion der Leber und des Dünndarms bei der Regulation des Eisenstoffwechsels bekannt ist (Batts 2007, Edison et al. 2008, Kautz et al. 2008), wurden im Rahmen der vorliegenden Arbeit Untersuchungen zur Induktion der BMP6 Expression unter Verwendung verschiedener Gewebe bzw. Zellen der Leber und des Dünndarms durchgeführt. Dabei erfolgten zu Beginn

Analysen verschiedener Zelltypen der Leber, da der BMP-Signalweg in der Leber die Regulation der Hepcidin Expression vermittelt (Babitt et al. 2006, De Domenico et al. 2007). Nachdem Hepatozyten (HEP), hepatische Sternzellen (HSZ) und Kupferzellen (KZ) bereits als mögliche Zelltypen der BMP6 Expression beschrieben worden waren (Knittel et al. 1997, Kautz et al. 2008), erfolgte die Isolierung dieser Zellen aus der murinen Leber von 129Sv/Ev Wildtyp Mäusen (freundlicherweise von Dr. Christoph Dorn, Innere Medizin I, Universitätsklinikum Regensburg durchgeführt).

Nachdem die Resorption von Eisen sowohl in ionischer Form (als zweiwertiges Eisen) im Darmlumen als auch direkt in die jeweiligen Zellen in Transferrin-gebundener Form (siehe Einleitung 1.5.1, 1.5.2) möglich ist, wurden die Leberzellen zur Induktion der BMP6 Expression zum einen mit Eisensulfat ($FeSO_4$) und zum anderen mit holo-Transferrin (h-Transferrin; h-Tf) behandelt. Je nach geplanter Aufarbeitung der Proben, wurde eine Behandlungsdauer von einer Stunde (zur Isolierung von RNA) bzw. drei Stunden (zur Herstellung von Proteinlysaten) gewählt.

Anschließend durchgeführte qRT-PCR Analysen zeigten weder in den isolierten Hepatozyten noch in den Kupferzellen oder den hepatischen Sternzellen eine Steigerung der BMP6 mRNA Expression nach der Behandlung mit Eisensulfat bzw. holo-Transferrin im Vergleich zu PBS behandelten Kontroll-Zellen (Abb. 3-15 A). Auch Untersuchungen der Hepcidin mRNA Expression ließen nach Behandlung mit Eisensulfat oder holo-Transferrin keine veränderten Hepcidin-Spiegel im Vergleich zu den PBS behandelten Zellen erkennen (Abb. 3-15 B).

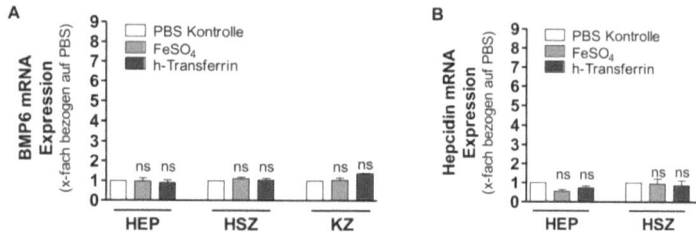

Abbildung 3-15: Untersuchung der BMP6 bzw. Hepcidin mRNA Expression in murinen Leberzellen nach deren Behandlung mit Eisensulfat ($FeSO_4$) bzw. holo-Transferrin (h-Transferrin). Die Hepatozyten (HEP), hepatischen Sternzellen (HSZ) und Kupferzellen (KZ) der BMP6 Wildtyp Mäuse wurden eine Stunde mit jeweils 50 µM Eisensulfat oder 50µM holo-Transferrin behandelt. Quantitative RT-PCR Analysen zeigten weder eine Induktion der BMP6 mRNA noch der Hepcidin mRNA Expression nach Behandlung mit Eisensulfat bzw. holo-Transferrin im Vergleich zu PBS behandelten Zellen.

Diese Ergebnisse konnten durch *ex vivo* Untersuchungen bestätigt werden. Hierzu wurden Leberstücke vergleichbarer Größe von BMP6 Wildtyp Mäusen mit Eisensulfat oder holo-

Transferrin behandelt (analog zu den Leberzellen, siehe oben). Auch in diesem Versuchsaufbau konnte keine gesteigerte BMP6 bzw. Hepcidin mRNA Expression in den Leberzellen nach Behandlung festgestellt werden (Abb. 3-16 A & C). Western Blot Analysen zeigten keine Veränderung der BMP6 Proteinexpression nach Behandlung der Gewebe-stücke mit Eisensulfat oder holo-Transferrin (Abb. 3-16 B).

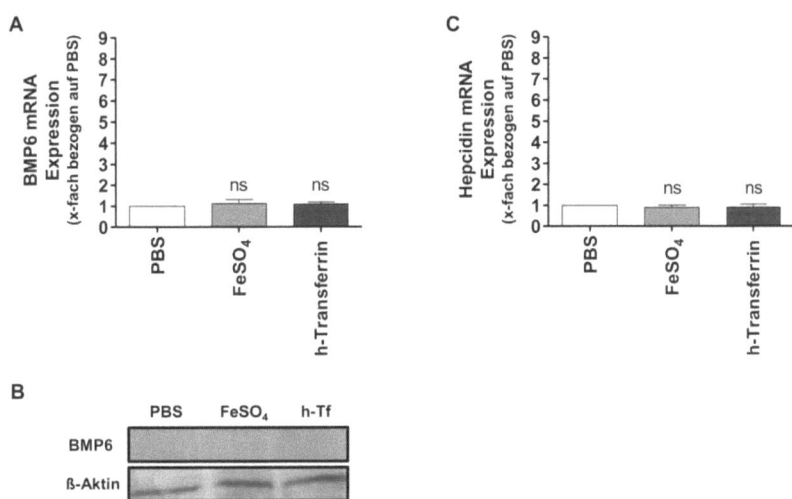

Abbildung 3-16: Untersuchung der BMP6 bzw. Hepcidin Expression in murinen Lebergewebestücken nach deren Behandlung mit Eisensulfat bzw. holo-Transferrin. (A)&(B) Sowohl Analysen auf mRNA (qRT-PCR) als auch auf Proteinebene (Western Blot) zeigten keine Veränderungen der BMP6 Expression in Lebergewebeproben von BMP6 Wildtyp Mäusen, welche mit Eisensulfat bzw. holo-Transferrin (h-Tf) behandelt wurde (im Vergleich zu den PBS behandelten Geweben). Im Western Blot diente β-Aktin als Ladekontrolle. (C) Es konnte keine Steigerung der Hepcidin mRNA Expression in den Geweben nach der Behandlung festgestellt werden (qRT-PCR).

Um eine mögliche Induktion der BMP6 Expression als Folge einer erhöhten Eisenaufnahme in der Leber *in vivo* untersuchen zu können, wurde den BMP6 Wildtyp Mäusen Eisendextran injiziert oder verschiedene Eisen-haltige Futtermittel gegeben. Weder im Anschluss an die intravenöse Injektion von Eisen-Dextran noch an die Fütterung von Eisen-angereicherten oder Eisen-defizienten Futtermitteln konnte in den Lebern eine Veränderung der BMP6 Expression auf mRNA oder Proteinebene festgestellt werden. Auch immunhistochemische Färbungen mit einem spezifischen anti-BMP6 Antikörper zeigten keine verstärkte BMP6 Expression in den Lebergewebeproben von BMP6 Wildtyp Mäusen nach Eisendextran Injektion oder Gabe von Eisen-angereicherten oder Eisen-defizienten Futtermitteln (Arndt et al. 2009). Dies weist darauf hin, dass in der Leber zwar die Modulation der Hepcidin Expression und somit der Eisenhomöostase stattfindet, nicht aber die Eisen-abhängige Expression von BMP6 zur Regulation dieser Vorgänge (siehe Kapitel 4.2.1).

Da nicht nur die Leber eine wichtige Rolle bei der Regulation des Eisenstoffwechsels spielt, sondern auch der Dünndarm, sollten in weiteren Analysen Zelltypen bzw. Gewebe des Dünndarms untersucht werden, um den Ursprung der gesteigerten BMP6 Expression lokalisieren zu können.

In Analogie zu den *ex vivo* Untersuchungen des Lebergewebes wurden gleich große Dünndarmstücke von BMP6 Wildtyp Mäusen mit Eisensulfat oder holo-Transferrin (siehe oben) behandelt. Dabei konnte sowohl auf mRNA als auch auf Proteinebene eine gesteigerte BMP6 Expression als Folge der Behandlung detektiert werden. Quantitative RT-PCR Analysen zeigten eine 4-fache Steigerung der BMP6 Expression nach der Behandlung mit Eisensulfat und eine 2 bis 3-fache Steigerung durch die Stimulation mit holo-Transferrin im Vergleich zu den PBS behandelten Dünndarmstücken (Abb. 3-17 A). In Western Blot Analysen war eine sehr starke Proteinexpression von BMP6 nach Behandlung mit Eisensulfat bzw. holo-Transferrin detektierbar (Abb. 3-17 B).

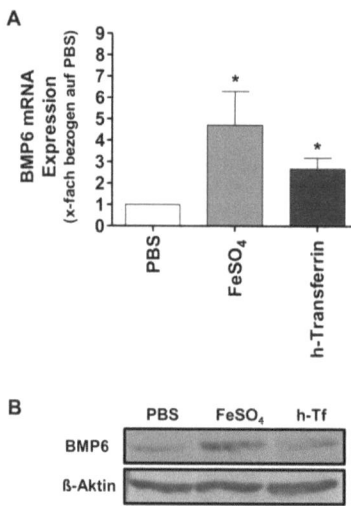

Abbildung 3-17: Untersuchung der BMP6 Expression in murinen Dünndarmstücken nach deren Behandlung mit Eisensulfat bzw. holo-Transferrin. (A) Die mRNA Expression von BMP6 konnte durch die Behandlung mit Eisensulfat bzw. holo-Transferrin um das 2 bis 4-fache gesteigert werden. (B) Auch auf Proteinebene zeigte sich eine Induktion der BMP6 Expression nach der Behandlung mit Eisensulfat bzw. holo-Transferrin im Vergleich zu den PBS behandelten Dünndarmstücken. Im Western Blot diente β-Aktin als Ladekontrolle.

In vivo Untersuchungen an BMP6 Wildtyp Mäusen bestätigten diese Ergebnisse. Nach der intravenösen Injektion von Eisendextran bzw. durch Eisen-angereichertes Futter konnte eine 6 bis 7-fache Steigerung der BMP6 mRNA Expression in den Dünndarmgewebeproben von BMP6 Wildtyp Mäusen beobachtet werden, wobei diese Ergebnisse sich auf Proteinebene bestätigen ließen (Arndt et al. 2009).

Zur exakten Identifizierung des BMP6 exprimierenden Zelltyps erfolgten anschließend immunhistochemische Färbungen an Schnitten von Dünndarmgewebeproben mittels eines spezifischen anti-BMP6 Antikörpers. Die Gewebeproben stammten dabei von BMP6 Wildtyp bzw. BMP6 Knockout Mäusen, welche verschiedene Eisen-haltige Futtermittel bzw. Eisen-Injektionen erhalten hatten. In den immunhistochemischen Färbungen des Dünndarmgewebes der behandelten BMP6 Wildtyp Mäuse konnte BMP6 spezifisch in vereinzelten Enterozyten der Dünndarmzotten (vor allem apikal) detektiert werden (Abb. 3-18). Dabei konnte in den Becherzellen sowie den Zellen der Krypten des Dünndarms keine spezifische BMP6 Färbung im Vergleich zum Dünndarm der BMP6 Knockout Mäuse, welche als Negativkontrollen dienten, beobachtet werden (Abb. 3-18).

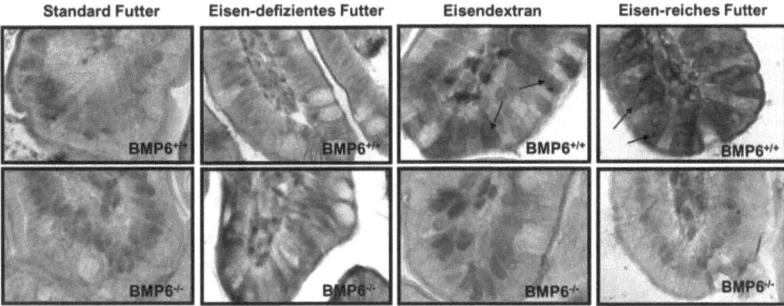

Abbildung 3-18: Immunhistochemische Färbungen von Dünndarmschnitten der BMP6 Wildtyp und BMP6 Knockout Mäuse zur Lokalisation der BMP6 Expression. Nach der Injektion von Eisen oder der Gabe von Eisen-reichen Futtermitteln konnte in den Enterozyten des Dünndarms von BMP6 Wildtyp Mäusen (im Alter von 2 bis 3 Monaten) eine spezifische BMP6 Färbung detektiert werden. Immunhistochemischen Untersuchungen des Dünndarms der BMP6 Knockout Mäuse zeigten keine BMP6 Expression (Negativkontrolle).

Diese Ergebnisse lassen vermuten, dass BMP6 infolge von erhöhten Eisenspiegeln in den Enterozyten des Dünndarms exprimiert wird und anschließend durch die Aktivierung des BMP-Smad Signalwegs in der Leber die Induktion der Hepcidin Expression vermittelt (siehe Diskussion 4.2.1).

3.2.3 Untersuchung der BMP Effekte auf die Hepcidin Expression

Da Publikationen anderer Arbeitsgruppen weitere BMPs (BMP2, 4 und 9) als wichtige Regulatoren der Hepcidin Expression beschrieben haben (siehe 3.2), sollte weiterhin untersucht werden, ob BMP6 der Hauptregulator der Hepcidin Expression ist bzw. welches

BMP Molekül die Hepcidin Expression am stärksten induziert. Hierzu wurden *in vitro* Versuche durchgeführt, in welchen primäre murine Hepatozyten (HEP) über eine Dauer von 20 Stunden mit BMP2, 4, 6 oder 9 (Endkonzentration jeweils 100 ng/ml) behandelt wurden. Quantitative RT-PCR Analysen zeigten zwar eine gesteigerte Hepcidin Expression nach der Stimulation mit rekombinanten BMP2, 4 und 9 im Vergleich zu den unbehandelten Hepatozyten, jedoch wurde die stärkste Induktion der Expression durch Behandlung mit rekombinanten BMP6 erzielt (Abb. 3-19).

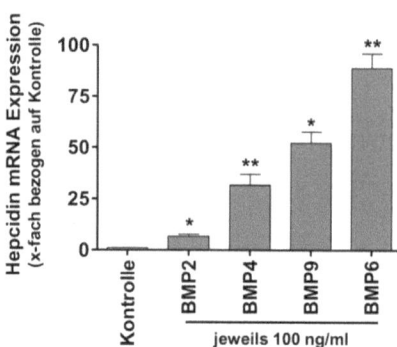

Abbildung 3-19: Effekte der BMP2, 4, 6 und 9 Behandlung auf die Hepcidin Expression in primären murinen Hepatozyten. Für diese *in vitro* Analysen wurden primäre murine Hepatozyten von BMP6 Wildtyp Mäusen isoliert. Letztere wurden jeweils mit rekombinanten BMP2, 4, 6 oder 9 (100 ng/ml) behandelt, wobei BMP6 die stärkste Induktion der Hepcidin Expression vermittelte.

Im Anschluss an diese Experimente stellte sich die Frage, ob *in vivo* überhaupt eine Expression von BMP2, 4 und 9 im Dünndarm der Wildtyp Mäuse erfolgt und ob diese BMPs des Weiteren in der Lage sind, bei Ausfall der BMP6 Expression, dessen regulatorische Effekte auf die Hepcidin Expression zu kompensieren. Es konnte gezeigt werden, dass BMP2, 4 und 9 beim Verlust der BMP6 Expression im Dünndarm zwar verstärkt exprimiert werden, jedoch nicht den Phänotyp von BMP6 Wildtyp Mäusen wiederherstellen können (Arndt et al. 2009).

Unter Berücksichtigung aller in diesem Abschnitt dargestellten Ergebnisse lässt sich ein Modell entwerfen, in welchem ein erhöhter Eisenspiegel zur verstärkten BMP6 Expression im Dünndarm führt. Im Folgenden ist BMP6 als Hauptregulator in der Leber *in vivo* für eine gesteigerte Hepcidin Expression zur Aufrecherhaltung der Eisenhomöostase verantwortlich.

3.3 Die Rolle von BMP4 und BMP6 im Eisenstoffwechsel des HCCs

In der Vergangenheit wurde gezeigt, dass BMP2, 4, 6 und 9 *in vitro* eine große Rolle bei der Regulation des Eisenstoffwechsels der Leber spielen (siehe Kapitel 1.5.3). Jedoch ist neuesten Ergebnissen zufolge *in vivo* BMP6 der entscheidende Regulator zur Aufrechterhaltung der Eisenhomöostase (Arndt et al. 2009).
Weiterhin ließen Untersuchungen, die im Rahmen der vorliegenden Doktorarbeit stattfanden, eine starke BMP4 Expression im humanen hepatozellulären Karzinom erkennen, welche entscheidend an der Progression dieses Tumors beteiligt ist (siehe Kapitel 3.1). Dabei wurde jedoch noch nie der Einfluss der verstärkten Expression von BMP4 im Speziellen bzw. von BMPs im Allgemeinen im HCC auf den Eisenstoffwechsel untersucht.
Da bei erhöhten BMP-Spiegeln unter physiologischen Bedingungen eine verstärkte Expression von Hepcidin erfolgt und somit die intestinale Eisenaufnahme limitiert ist, müssten HCC-Patienten folglicherweise eine Anämie aufweisen. Allerdings konnte schon in den von den Arbeitsgruppen um Lock und Vecchione durchgeführten Screenings der Seren von HCC-Patienten festgestellt werden, dass deren Eisenspiegel im Vergleich zu den Seren gesunder Probanden erhöht sind (Hellerbrand et al. 2003, Sorrentino et al. 2009). Im Rahmen der vorliegenden Arbeit sollte nun untersucht werden, weshalb trotz der erhöhten BMP Expression keine schwerwiegenden Veränderungen der Eisenhomöostase in HCC-Patienten beobachtet werden können.

3.3.1 Analyse der BMP6 Expression im hepatozellulären Karzinom

Da BMP6 hauptsächlich für die Regulation des Eisenstoffwechsels in der Leber verantwortlich ist, bislang jedoch noch nicht im HCC untersucht wurde, erfolgte zu Beginn der Studien die Bestimmung der Expression von BMP6 in HCC-Zelllinien und -Geweben. In Analogie zu der zuvor detektierten, erhöhten BMP4 Expression im HCC (siehe 3.1) konnte gezeigt werden, dass BMP6 ebenfalls verstärkt in den HCC-Zelllinien Hep3B und PLC im Vergleich zu primären humanen Hepatozyten (PHHs) exprimiert wird (Abb. 3-20 A). Um dies auf Proteinebene zu verifizieren, wurden Western Blot Analysen durchgeführt. Wie in Abbildung 3-20 B zu sehen, konnte in den HCC-Zelllinien dabei eine verstärkte BMP6 Proteinexpression detektiert werden.
Weitere Untersuchungen der BMP6 Expression erfolgten mittels quantitativer RT-PCR in acht HCC-Gewebeproben im Vergleich zu drei Gewebeproben von normalen Spendern. Dabei konnte in den HCC-Geweben eine leicht verstärkte BMP6 Expression auf mRNA Ebene festgestellt werden (Abb. 3-20 C, siehe 4.3). Auf Proteinebene mit einem spezifischen anti-BMP6 Antikörper konnte des Weiteren eine starke BMP6 Expression in den HCC-

Geweben verglichen mit normalem Lebergewebe detektiert werden. In Abbildung 3-20 D sind exemplarisch zwei Spuren mit Proteinlysaten von normalen Lebergewebeproben und drei Spuren mit Proteinlysate von HCC-Gewebeproben dargestellt.

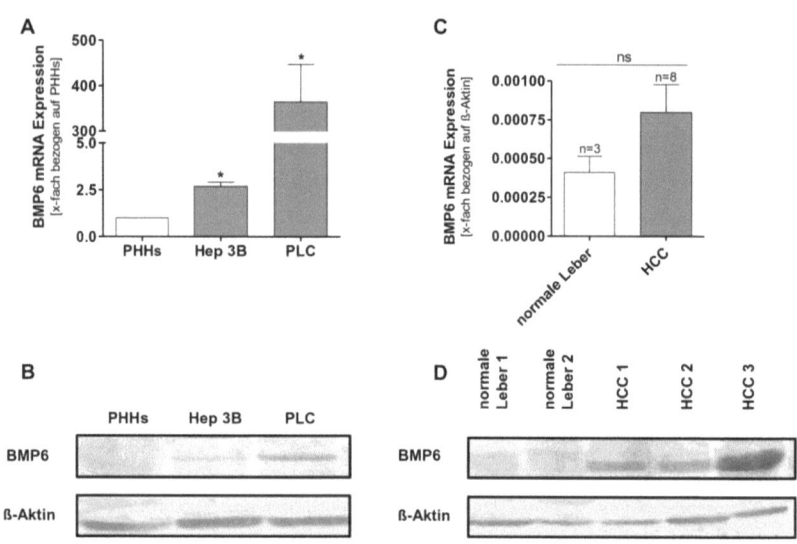

Abbildung 3-20: Untersuchung des BMP6 Expressionsniveaus in primären humanen Hepatozyten (PHH), HCC-Zelllinien, sowie HCC-Geweben bzw. normalen Lebergewebeproben. (A)&(B) Sowohl auf mRNA als auch auf Proteinebene zeigte sich eine verstärkte BMP6 Expression in den HCC-Zelllinien (Hep3B und PLC) im Vergleich zu PHHs. (C) In qRT-PCR Analysen von HCC-Gewebeproben konnte man im Vergleich zu normalen Lebergewebeproben eine leicht verstärkte BMP6 Expression feststellen. (D) Western Blots zeigten eine starke Expression von BMP6 in den HCC-Geweben auf Proteinebene. β-Aktin diente in den Western Blots als Ladekontrolle.

3.3.2 Regulation der Hepcidin Expression im hepatozellulären Karzinom

Da BMPs über die Regulation der Hepcidin Expression die Eisenaufnahme aus dem Darm modulieren (siehe Einleitung 1.5.3), erfolgten Untersuchungen des vorliegenden Hepcidin-Spiegels im HCC.
Quantitative RT-PCR Analysen der Hepcidin Expression in den HCC-Zelllinien (Hep3B und PLC) im Vergleich zu PHHs zeigten entgegen der Erwartung eine verminderte Hepcidin Expression in den Hep3B und PLC Zellen (Abb. 3-21 A). Um zu untersuchen, ob eine

verminderte Hepcidin Expression im HCC auch *in vivo* vorliegt, wurden verschiedene HCC-Gewebeproben im Vergleich zu normalen Lebergewebeproben analysiert. Dabei konnte ebenfalls eine wesentlich schwächere Hepcidin mRNA Expression in den HCC-Geweben festgestellt werden (Abb. 3-21 B). Weiterhin zeigten ELISA Analysen in den Seren HCC-erkrankter Spender eine geringere Hepcidin Proteinkonzentration im Gegensatz zu dem Hepcidingehalt der Seren normaler Spender (Abb. 3-21 C).

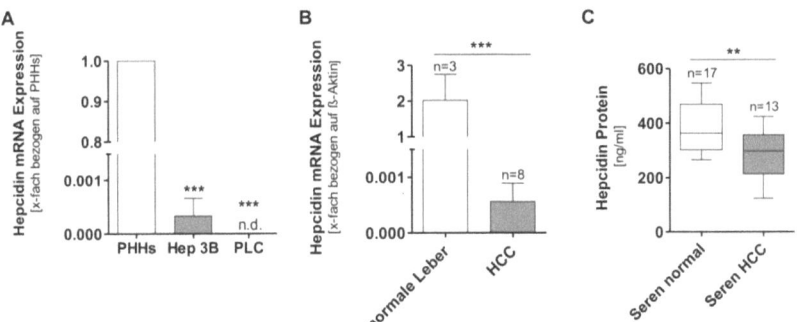

Abbildung 3-21: Analyse der Hepcidin Expression in HCC-Zelllinien und -Gewebeproben im Vergleich zu primären humanen Hepatozyten bzw. normalen Lebergewebeproben. **(A)&(B)** qRT-PCR Analysen zeigten eine stark verminderte Hepcidin mRNA Expression in den HCC-Zelllinien sowie den HCC-Geweben (n.d.=nicht detektierbar). **(C)** Zur Bestimmung der Hepcidin Proteinkonzentration in Serumproben wurden ELISA Assays durchgeführt. Die Analyse von 17 Seren gesunder Spender im Vergleich zu Seren von 13 HCC Patienten zeigte einen verminderten Hepcidingehalt in den Seren der HCC Patienten.

Diese Ergebnisse zeigen, dass es im HCC trotz der erhöhten BMP Expressionsspiegel nicht zu einer Induktion sondern eher zu einer Reduktion der Hepcidin Expression kommt.
Auf der Suche nach einer möglichen Ursache für diese signifikant reduzierte Hepcidin Expression im HCC wurde die Expression des BMP6 spezifischen Rezeptors analysiert. Es ist bekannt, dass BMP6 hauptsächlich an die Rezeptoruntereinheit Alk2 (BMP-Rezeptor Typ I) bindet, um dadurch die BMP-Signalkaskade zu aktivieren und so die Hepcidin Expression zu vermitteln (siehe Kapitel 4.3.1). Folglich wurde die Expression von Alk2 im HCC untersucht. Dabei konnte im Gegensatz zu einer starken Alk2 mRNA Expression in PHHs eine lediglich schwache Expression in den HCC-Zelllinien festgestellt werden (Abb. 3-22 A). Weitere qRT-PCR Analysen an acht HCC-Gewebeproben im Vergleich zu drei normalen Lebergewebeproben zeigten eine ebenfalls signifikant verminderte Alk2 Expression in den HCC-Geweben. Dies weist darauf hin, dass BMP6 im HCC die Hepcidin Expression nicht modulieren kann, da der Rezeptor zur spezifischen Bindung von BMP6 nicht, bzw. nur schwach exprimiert wird (Abb. 3-22 B).

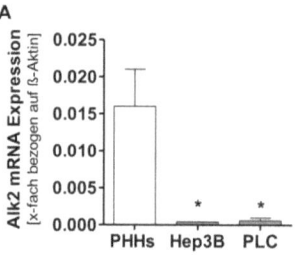 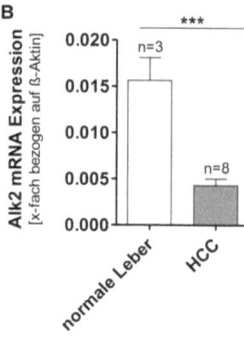

Abbildung 3-22: Expression des BMP6 spezifischen Rezeptors Alk2 in HCC-Zelllinien, primären humanen Hepatozyten, sowie HCC-Geweben und normalen Lebergewebeproben. (A) Die HCC-Zelllinien Hep3B und PLC zeigten im Vergleich zu PHHs eine stark verminderte Expression der Alk2 mRNA (qRT-PCR). (B) Untersuchungen acht verschiedener HCC-Gewebeproben zeigten ebenfalls eine signifikant verminderte Alk2 mRNA Expression in HCC-Geweben im Vergleich zu normalen Lebergewebeproben.

Da nicht ausschließlich BMP6 als Regulator des Eisenstoffwechsels beschrieben ist, sondern auch BMP4 als Modulator der Hepcidin Expression *in vitro* bekannt ist (Babitt et al. 2007, Lin et al. 2007), sollten im Weiteren potentielle Effekte von BMP4 auf die Hepcidin Expression im HCC analysiert werden. Hierzu wurden PHHs und HCC-Zelllinien für 20 Stunden mit rekombinantem BMP4 behandelt und im Anschluss wurde die Hepcidin mRNA Expression in den HCC-Zellen mittels qRT-PCR bestimmt. In den untersuchten PHHs zeigte sich nach der Behandlung mit BMP4 eine sehr starke Induktion der Hepcidin Expression (ca. 4.500-fach gesteigerte Expression), wohingegen die Expression in den HCC-Zelllinien durch die Stimulation mit BMP4 nur vergleichsweise schwach gesteigert werden konnte (10 bis 800-fach; Abb. 3-23).

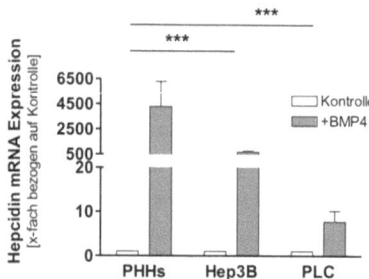

Abbildung 3-23: Einfluss der BMP4 Behandlung auf die Hepcidin Expression in HCC Zelllinien und primären humanen Hepatozyten. Nach 20 Stunden Stimulation mit rekombinantem BMP4 zeigte sich eine wesentlich stärkere Induktion der Hepcidin mRNA Expression in den PHHs (4.500-fach) im Vergleich zu den HCC-Zelllinien Hep3B und PLC (10 bis 100-fach) (qRT-PCR).

Dies zeigte, dass ein weiteres Molekül an der Regulation der Hepcidin Expression im HCC beteiligt sein musste, welches vermutlich durch seine differentielle Expression im HCC die Induktion der Hepcidin Expression nach der BMP4 Behandlung moduliert.

Sehr gut beschrieben ist die Beteiligung von Hemojuvelin (HJV, RGMc) am Eisenstoffwechsel. HJV fungiert als BMP Ko-Rezeptor, welcher die BMP-Signalkaskade verstärkt und somit entscheidend die Hepcidin Expression fördert (siehe Kapitel 1.5.3). Um einen möglichen Einfluss von HJV auf die Regulation von Hepcidin im HCC zu untersuchen, wurde das Expressionsniveau von HJV in PHHs und HCC-Zelllinien analysiert. Dabei zeigte sich, ähnlich zu der Expression von Hepcidin, eine deutlich verringerte Expression der HJV mRNA in den HCC-Zelllinien verglichen zu PHHs (Abb. 3-24 A). Western Blot Analysen bestätigten dieses Ergebnis auf Proteinebene (Abb. 3-24 B). Weitere Untersuchungen zur Situation *in vivo* anhand von drei normalen Lebergewebeproben im Vergleich zu acht HCC-Gewebeproben zeigten eine stark verminderte HJV mRNA Expression in den HCC-Geweben (Abb. 3-24 C). Auch die Proteinlysate von HCC-Gewebe-proben wiesen eine reduzierte HJV Expression auf, wohingegen in normaler Leber eine deutliche Bande detektiert werden konnte (Abb. 3-24 D).

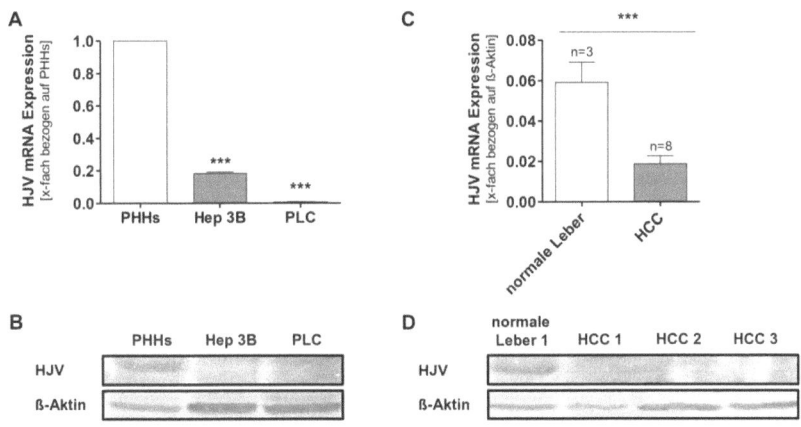

Abbildung 3-24: Untersuchung der Hemojuvelin (HJV) Expression in HCC-Zelllinien, HCC-Gewebeproben sowie den korrespondierenden Kontrollen. (A)&(B) In den HCC-Zelllinien (Hep3B und PLC) konnte sowohl auf mRNA als auch auf Proteinebene eine reduzierte HJV Expression im Vergleich zu den PHHs festgestellt werden. **(C)&(D)** HCC-Gewebeproben zeigten im Vergleich zu normalen Lebergewebeproben sowohl in qRT-PCR Analysen als auch in Western Blots eine stark verminderte Hepcidin Expression. β-Aktin diente in den Western Blots als Ladekontrolle.

In situ Analysen durch immunhistochemische Färbungen mit dem spezifischen, gegen HJV gerichteten Antikörper zeigten eine starke Membran-Färbungen in allen zehn untersuchten normalen Lebergeweben. Im Gegensatz dazu konnte in den zehn HCC-Geweben kein Signal detektiert werden. In Abbildung 3-25 wurden repräsentative Abbildungen von zwei normalen Lebergeweben (I-II) und vier HCC-Geweben (III-VI) dargestellt.

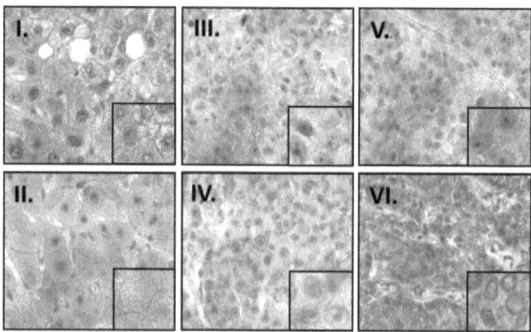

Abbildung 3-25: *In situ* Analyse der HJV Expression in HCC-Geweben bzw. normalen Lebergewebeproben. Die Analyse der HJV Proteinexpression *in situ* erfolgte mittels immunhistochemischer Färbungen, in welchen eine starke Membran-Färbung in den Gewebeproben von gesunden Spendern (I-II) sichtbar wurde. Dahingegen konnte in den Gewebeproben von HCC Patienten (III-VI) keine HJV Färbung detektiert werden (Vergrößerung 400-fach).

Da der Verlust von HJV im HCC eine mögliche Ursache für den, trotz gesteigerter BMP4 Expression, reduzierten Hepcidin-Spiegel im HCC sein könnte, sollte die Beteiligung von HJV an der BMP-vermittelten Hepcidin Induktion untersucht werden. Hierzu wurde die HCC-Zelllinie PLC mit 0,05 µg eines HJV Expressionskonstruktes oder dem entsprechenden Kontroll-Vektor transfiziert und anschließend für 20 Stunden mit rekombinantem BMP4 behandelt. Dabei konnte bereits in den Kontroll-transfizierten PLC Zellen durch die Behandlung mit BMP4 eine deutliche Induktion der Hepcidin Expression detektiert werden. Wobei dieser Effekt durch die Transfektion des HJV Konstruktes noch wesentlich verstärkt wurde (Abb. 3-26).

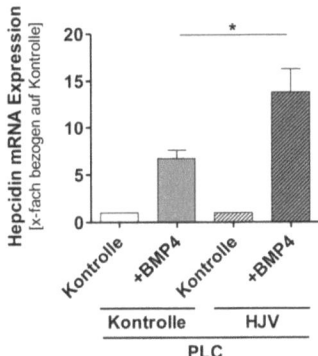

Abbildung 3-26: Untersuchung der Hepcidin Expression nach Stimulation mit BMP4 in HJV transfizierten PLC Zellen, sowie Kontroll-transfizierten PLC Zellen. qRT-PCR Analysen zeigten eine stärkere Induktion der Hepcidin mRNA Expression in den HJV transfizierten PLC Zellen im Vergleich zu den Kontroll-transfizierten Zellen, nach Behandlung mit rekombinantem BMP4.

Es konnte folglich gezeigt werden, dass der BMP Ko-Rezeptor HJV im HCC im Vergleich zur normalen Leber nur vermindert exprimiert wird. Wobei dies die Ursache für die, trotz erhöhter BMP4 Expression, nur geringe Expressionsstärke von Hepcidin im HCC ist.

3.3.3 Regulation von Hemojuvelin im hepatozellulären Karzinom

Um einen potentiellen Regulationsmechanismus, welcher für den Verlust von HJV im HCC verantwortlich sein könnte, ausfindig zu machen, erfolgten computerbasierte Studien des *hjv* Promotors mit Hilfe des Programms „Gene2Promotor" (Genomatix, AnnArbor, USA). Hierbei konnte eine Bindestelle für den Transkriptionsfaktor HNF-1α (HNF-1, „hepatocyte nuclear factor-1") in der Promotorregion von HJV identifiziert werden.

Da HNF-1 als Transkriptionsfaktor beschrieben ist, welcher im HCC vermindert exprimiert wird (Hellerbrand et al. 2008), schien ein potentieller Zusammenhang mit dem Verlust von HJV im HCC plausibel (siehe Diskussion 4.3.3). Zur Analyse eines möglichen Einflusses von HNF-1 auf die HJV Expression wurden HCC-Zelllinien mit einem HNF-1 Expressionskonstrukt bzw. dem entsprechenden Kontrollvektor transfiziert. Vierundzwanzig bzw. 48 Stunden nach der Transfektion wurde die HJV mRNA Expression in den Zellen mittels qRT-PCR bestimmt. Weder nach 24 Stunden noch nach 48 Stunden konnte eine Steigerung der HJV Expression durch HNF-1 festgestellt werden (in Abbildung 3-27 sind exemplarisch die 48 Stunden Werte dargestellt).

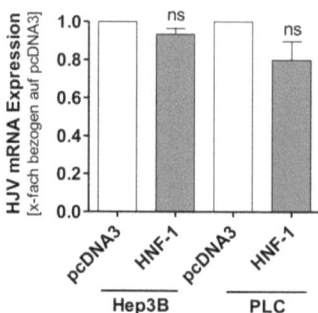

Abbildung 3-27: Einfluss des Transkriptionsfaktors HNF-1 α (HNF-1) auf die Expression von HJV in HCC Zellen. Nach Transfektion der HCC Zelllinien Hep3B und PLC mit dem HNF-1 Expressionskonstrukt zeigte sich keine signifikante Veränderung in der HJV mRNA Expression im Vergleich zu Kontroll-transfizierten Zellen.

Der Transkriptionsfaktor Snail ist ein transkriptioneller Repressor, welcher im HCC stark exprimiert wird (Sugimachi et al. 2003). Deshalb sollte untersucht werden, ob die geringe Expression von HJV im HCC durch die Bindung von Snail an den Promotor von HJV und einer daraus resultierenden Inhibierung der Transkription von HJV vermittelt sein könnte. Allerdings konnte weder 24 noch 48 Stunden nach der Transfektion von PLC Zellen mit einem antisense Snail Konstrukt (asSnail) eine Steigerung der HJV Expression im Vergleich zu Kontroll-transfizierten Zellen festgestellt werden (Daten nicht gezeigt). Die erfolgreiche Überexpression bzw. die erfolgreiche Hemmung der Expression konnte im Anschluss an die Transfektion mit dem HNF-1 Expressionskonstrukt, als auch mit dem antisense Snail Konstrukt mittels qRT-PCR Analysen des entsprechenden Gens bestätigt werden (Daten nicht gezeigt). Somit konnte sichergestellt werden, dass die fehlenden Effekte auf die HJV Expression nicht durch eine unzureichende Transfektion verursacht waren.

Eine weitere mögliche Ursache für die verminderte Expression von HJV im HCC konnte in der Hypermethylierung des *hjv* Promotors gesehen werden. Deshalb wurde nach CpG (Cytosin-phosphatidyl-Guanosin)-Inseln im Promotorbereich (3 kb) von HJV gesucht. Es konnten keine CpG-Inseln identifiziert werden, was eine potentielle Hypermethylierung des *hjv* Promotors weitestgehend ausschließt.

Analysen der 3' untranslatierten Region von HJV zeigten AU-reiche Sequenzen, welche auf eine mRNA Destabilisierung als mögliche Ursache für den Verlust von HJV im HCC hinwiesen. Um die Stabilität des HJV-Transkripts zu untersuchen, wurden PHH- und HCC-Zellen über einen Zeitraum von 2, 4 und 6 Stunden mit Actinomycin D (7,5 µg/ml) behandelt. Da Actinomycin D eine globale Inhibierung der Transkription in den Zellen bewirkt, konnte im Anschluss an die jeweiligen Behandlungsintervalle untersucht werden, ob das HJV-

3. Ergebnisse

Transkript sowohl in HCC-Zellen als auch in den PHHs die gleiche Stabilität aufweist. Dazu wurde jeweils mittels qRT-PCR die HJV mRNA Expression bestimmt und die Halbwertszeit des HJV-Transkriptes in den Zellen mit dem Programm GraphPad Prism (GraphPad Software Inc., San Diego, USA) berechnet. Es zeigte sich ein wesentlich beschleunigter Abbau der HJV mRNA in den HCC-Zelllinien Hep3B und PLC im Vergleich zu PHHs (Abb. 3-28). Dies lässt vermuten, dass die Destabilisierung des HJV Transkriptes in HCC-Zellen eine wesentliche Ursache für den verminderten HJV-Spiegel in diesem Zelltyp ist (siehe Diskussion 4.3.3).

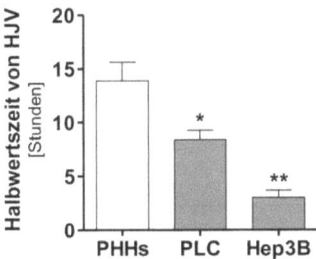

Abbildung 3-28: Analyse der Halbwertszeit von HJV in HCC-Zelllinien und PHHs. Nach der Behandlung von HCC- und PHH Zellen mit Actinomycin D für 2, 4 und 6 Stunden, zeigte sich eine geringere mRNA Stabilität in den HCC-Zelllinien. Im Gegensatz dazu wies die HJV mRNA in den PHHs eine wesentlich längere Halbwertszeit auf.

Im Rahmen dieser Untersuchungen konnte somit ein neuer molekularer Mechanismus zur Regulation der Eisenhomöostase im HCC aufgezeigt werden. HJV, welches normalerweise als BMP Ko-Rezeptor die Hepcidin Expression verstärkt, wird im HCC aufgrund einer erhöhten mRNA Destabilisierung kaum exprimiert. Dieser Verlust von HJV verhindert die Induktion der Hepcidin Expression trotz der im HCC erhöhten BMP Expressionsspiegel.

4. Diskussion

4.1 Die Hypoxie-vermittelte Regulation von BMP4 und die Bedeutung von BMP4 für die Progression des hepatozellulären Karzinoms

Wie bereits in Kapitel 1.4.2 detailliert beschrieben, spielen Bone Morphogenetic Proteins (BMPs) in sehr vielen zellulären Prozessen eine wichtige Rolle. So sind sie nicht nur in der Embryogenese an der Ausbildung verschiedenster Organe beteiligt, sondern können auch die Entstehung und die Progression einer Vielzahl unterschiedlicher Tumore fördern. Dabei übt besonders BMP4 neben zahlreichen weiteren Funktionen einen entscheidenden Einfluss auf die **Embryogenese** aus. Zum einen fördert BMP4 die Entstehung von Hepatoblasten (den Vorläuferzellen von Hepatozyten), in dem es die Differenzierung endodermaler Vorläuferzellen des ventralen Darmrohrs begünstigt (Duncan und Watt 2001, Zaret 2001), zum anderen induziert die Expression von BMP4 die epitheliale-mesenchymale Transition (EMT) während der Embryogenese (Uchimura et al. 2009, Molloy et al. 2008). Der Prozess der EMT ist jedoch nicht nur in der Embryogenese von großer Bedeutung, sondern trägt auch in der **Tumorigenese** zur Ablösung entarteter Zellen aus dem Zellverband bei und begünstigt so die Invasion maligner Zellen in umliegende Gewebe (Kalluri 2009). Er stellt somit eine Parallele zwischen Prozessen, welche in der Embryogenese und in der Tumorigenese von essentieller Bedeutung sind, dar. Aktuelle Studien weisen auch im hepatozellulären Karzinom (HCC) immer stärker auf eine Transition der epithelialen Zellen zu einem mesenchymalen Phänotyp hin, was wiederum die Progression des Karzinoms entscheidend fördert (Giannelli et al. 2005; van Zijl et al. 2009). Auffällig ist dabei, dass BMP4 durch die Beteiligung an der Embryogenese der Leber und den Einfluss auf den EMT Prozess eine Schlüsselrolle in der Karzinogenese des HCCs einnehmen könnte. Da bisher jedoch keine Daten zu einer möglichen Fehlregulation der Expression von BMPs im Allgemeinen und von BMP4 im Besonderen vorlagen, sollte im Rahmen der vorliegenden Arbeit die **Regulation und Funktion von BMP4** im hepatozellulären Karzinom untersucht werden.

Die dabei durchgeführten qRT-PCR Analysen zeigten eine **verstärkte BMP4 Expression** in den zwei untersuchten HCC-Zelllinien, im Vergleich zu normalen humanen Hepatozyten. Des Weiteren konnten *in situ* Analysen mittels BMP4 spezifischer, immunhistochemischer Färbungen, eine verstärkte Proteinexpression von BMP4 in den HCC-Geweben bestätigen. Allerdings ließ sich bei den qRT-PCR Untersuchungen der HCC-Gewebeproben im Vergleich zu nicht-tumorösen Geweben zwar eine verstärkte Transkription von BMP4 feststellen, jedoch konnte diese in „nur" 24 von 39 Proben (etwa 62%) detektiert werden. Da sich ein HCC in 80% der Fälle aus einer bestehenden Leberzirrhose entwickelt (Kapitel 1.2.2), kann man davon ausgehen, dass in den umgebenden nicht-tumorösen Geweben (welche hier als „normal" Kontrolle verwendet wurden) bereits zirrhotische Veränderungen vorliegen. Dies kann bereits zu einer moderat gesteigerten Grund-Expression von BMP4 führen, wie wir in zuvor durchgeführten Untersuchungen aufzeigen konnten (Daten nicht gezeigt). Es ist folglich davon auszugehen, dass der Vergleich zu gesunden Lebergeweben, in welchen keinerlei pathologische Veränderungen vorliegen, einen wesentlich deutlicheren Unterschied zu der Expressionsstärke von BMP4 im HCC aufweisen würde. Da aber aus ethischen Gründen keine Resektate ohne jegliche pathologische Veränderungen zur Verfügung stehen, müssen zum Vergleich Lebergewebe verwendet werden, welche keine tumorösen Veränderungen, jedoch Zirrhosen oder ähnliche Schädigungen aufweisen können. Nichtsdestotrotz zeigt dieser Vergleich bereits eindeutig, dass BMP4 im hepatozellulären Karzinom verstärkt exprimiert wird.

4.1.1 Nachweis der Ets-1 vermittelten Regulation der BMP4 Expression unter normoxischen und hypoxischen Bedingungen

Auf der Suche nach dem zugrundeliegenden Mechanismus, der im HCC zu einer gesteigerten BMP4 Expression führt, wurden computerbasierte Promotorstudien durchgeführt, welche sowohl eine Ets-1 als auch eine HIF-1 („hypoxia-inducible factor") Bindestelle im *bmp4* Promotor aufzeigten.

Wie im Kapitel 1.3.2 dargestellt, wird der **Transkriptionsfaktor HIF-1α** (Untereinheit von HIF-1) hauptsächlich unter hypoxischen Bedingungen stabilisiert, wodurch eine Anpassung an einen verminderten Sauerstoffgehalt erfolgen kann. Dies wird durch die HIF-1α vermittelte Initiation der Transkription von Genen, welche an Prozessen wie der Angiogenese und dem Glukosestoffwechsel beteiligt sind, ermöglicht. Neben diesen Prozessen ist HIF-1α des Weiteren in die Regulation der Differenzierung sowie der Migration bzw. Invasion von Zellen involviert und trägt so auch wesentlich zur Karzinogenese diverser Tumore bei (Rankin und Giaccia 2008). Besonders in HCC Geweben spielt dies eine wichtige Rolle, denn durch die dort vorliegenden hypoxischen Bedingungen wird die Tumorigenese bereits in einer sehr frühen Phase gefördert (siehe Kapitel 1.3.3). So konnten Huang und Kollegen (2005) eine verstärkte Expression von HIF-1α in HCC-Geweben im Vergleich zu paraneoplastischen bzw. normalen Lebergeweben aufzeigen. Diese verstärkte HIF-1α Expression führt zu einer gesteigerten VEGF Expression, welche wiederum eine Neovaskularisierung des Karzinoms ermöglicht und somit letztlich in einer verbesserten Versorgung des Tumors resultiert (von Marschall et al. 2001, Huang et al. 2005). Kim und Kollegen (2002) postulierten des

4. Diskussion

Weiteren, dass die im HCC vorliegenden hypoxischen Bedingungen die Hauptursache der Vaskularisierung darstellen. Weiterhin fördern sie auch die Proliferation und Metastasierung dieses Tumors (Wu et al. 2007). Der genaue Regulationsmechanismus, über welchen HIF-1α diese Effekte vermittelt, konnte bislang allerdings noch nicht aufgeklärt werden. Deshalb sollte untersucht werden, ob zumindest einige der HIF-1α Effekte im HCC auf einer Regulation von BMP4 durch diesen Transkriptionsfaktor beruhen könnten.

Für die Untersuchungen der Hypoxie-induzierbaren BMP4 Expression wurde **2,2'-Dipyridyl (DP)** verwendet. Diese Substanz kann hypoxische Bedingungen imitieren, indem sie den für die Degradation von HIF-1α erforderlichen Ko-Faktor Eisen bindet (Huang et al. 2002, Linden et al. 2003). Eisen steht somit nicht mehr für die Prolylhydroxylasen zur Hydroxylierung von HIF-1α zur Verfügung. In der Folge kann das von-Hippel-Lindau Tumorsuppressorprotein nicht mehr an HIF-1α binden und somit auch nicht mehr den proteasomalen Abbau von diesem vermitteln (siehe 1.3.2). Es kommt im Zytoplasma der Zellen zu einer Stabilisierung von HIF-1α, welches anschließend in den Zellkern transloziert und dort im Komplex mit HIF-1β die Transkription der HIF-1 Zielgene initiiert. Durch die DP Behandlung konnte in HCC-Zelllinien, welche zuvor mit einem *bmp4* Promotorkonstrukt transfiziert wurden, eine gesteigerte Luziferase-Aktivität des *bmp4* Promotors erzielt werden. Die Induktion der ***bmp4* Promotoraktivität infolge des hypoxischen Stimulus** sollte anschließend durch die Ko-Transfektionen mit einem dominant negativen HIF-1α Konstrukt überprüft werden (Kapitel 3.1.2). Dieses Konstrukt ermöglicht es, durch die Überexpression eines „nicht-funktionellen" HIF-1α Proteins (fehlende Transaktivierungsdomäne, siehe 1.3.1), die Hypoxie-induzierte Promotoraktivität kompetitiv zu hemmen. Allerdings konnte dabei nicht nur eine Inhibierung des DP-induzierten Effektes festgestellt werden, sondern eine Hemmung der Luziferase-Aktivität über diesen Effekt hinaus. Dies deutet daraufhin, dass die gesteigerte Aktivität des *bmp4* Promotorkonstruktes vermutlich nicht direkt durch die Bindung von HIF-1α an den *bmp4* Promotor vermittelt wird, sondern dass ein weiterer, zwischengeschalteter Modulator beteiligt ist. Um daraufhin eine direkte Bindung von HIF-1α an den *bmp4* Promotor zu untersuchen, wurden Gelshift Assays durchgeführt. In diesen konnte zwar die Bindung des zur Kontrolle generierten *in-vitro* Translatats (aus einer HIF-1α und HIF-1β Untereinheit) an das *bmp4* Promotorfragment aufgezeigt werden, jedoch konnte nur eine sehr schwache Bindung des Kernextraktes der HCC-Zelllinien an das BMP4 Oligonukleotid detektiert werden. Nachdem diese Bindung des Weiteren nicht durch die Behandlung der HCC-Zellen mit DP verstärkt werden konnte, wurde eine direkte Regulation von BMP4 durch HIF-1α ausgeschlossen. Dennoch konnte in den HCC-Zelllinien eine Induktion der BMP4 Expression auf mRNA und Proteinebene nach der Behandlung mit DP festgestellt werden. Die erst späte Induktion der *bmp4* Expression (nach 24 bzw. 48 Stunden) wies allerdings auch hier auf

4. Diskussion

einen zwischengeschalteten Modulator hin, welcher die Hypoxie-induzierten Effekte vermittelt.

Wie oben erwähnt, konnte in den computerbasierten Analysen des *bmp4* Promotors neben der HIF-1 Bindestelle auch eine **Ets-1 Bindestelle** aufgezeigt werden. Ets-1 spielt nicht nur eine wichtige Rolle in diversen physiologischen Prozessen (z.B. Embryogenese, Angiogenese), sondern fördert weiterhin durch die Regulation von Genen wie Fos, Jun und verschiedene Matrixmetalloproteinasen die Proliferation, Migration und Invasion von Tumorzellen (Wasylyk et al. 1990, Ozaki et al. 2003, Rothhammer et al. 2004, Hahne et al. 2008). Auch im hepatozellulären Karzinom trägt Ets-1 zur Tumorprogression bei (Ito et al. 2000, Jiang et al. 2001, Ozaki et al. 2003). Interessanterweise konnte in einer Blasenkarzinom-Zelllinie gezeigt werden, dass Ets-1 unter hypoxischen Bedingungen durch die Bindung von HIF-1 an das „hypoxia-responsive element" des *ets-1* Promotors reguliert werden kann (Oikawa et al. 2001). Mikami und Kollegen (2006) konnten auch im Nierenzellkarzinom eine HIF-abhängige Induktion der Ets-1 Expression beobachten, welche vermutlich durch eine verstärkte Angiogenese die Tumorversorgung verbessern kann. Des Weiteren konnte im malignen Melanom bereits gezeigt werden, dass Ets-1 an den Promotor von BMP4 binden und so die Transkription von BMP4 initiieren kann (Rothhammer et al. 2005). Deshalb sollte **Ets-1 als potentieller, Hypoxie-induzierter Regulator** der BMP4 Expression im HCC untersucht werden.

Es zeigte sich in Luziferase Assays, dass in den HCC-Zellen eine gesteigerte Ets-1 Aktivität durch die Behandlung mit einem Hypoxie-induzierenden Agens bewirkt werden kann. Die anschließende Ko-Transfektion mit dem dominant negativen HIF-1α Konstrukt vermittelte eine vollständige Hemmung dieser Hypoxie-induzierten Ets-1 Aktivität. Nachdem dies bereits auf eine direkte Regulation von Ets-1 durch die Hypoxie-bedingte Stabilisierung von HIF-1α hinwies, wurde im Folgenden die potentielle Regulation der BMP4 Expression durch die direkte Bindung von Ets-1 an den *bmp4* Promotor untersucht. Dabei konnte die im malignen Melanom beschriebene Regulation von BMP4 durch Ets-1 für das hepatozellulären Karzinom bestätigt werden. Die Induktion der *bmp4* Promotoraktivität unter hypoxischen Bedingungen konnte dabei nicht zusätzlich durch die Transfektion eines Ets-1 Expressionskonstruktes gesteigert werden, was beweist, dass Ets-1 die Hypoxie-induzierte *bmp4* Promotoraktivität vermittelt. In der vorliegenden Arbeit konnte somit gezeigt werden, dass Ets-1 besonders unter hypoxischen Bedingungen, wie sie in HCC-Geweben vorliegen, als Hauptregulator für die Hypoxie-induzierte BMP4 Expression auftritt, während unter normoxischen Bedingungen die endogene Ets-1 Aktivität zu der Grund-Expressionsstärke von BMP4 beiträgt.

4. Diskussion

4.1.2 Funktioneller Einfluss der verstärkten BMP4 Expression auf die Progression des hepatozellulären Karzinoms

Neben Untersuchungen zur Regulation von BMP4 im HCC, sollte auch der funktionelle Einfluss der gesteigerten BMP4 Expression auf die Progression dieses Tumors untersucht werden. Seit langem ist bekannt, dass BMPs die **Migration** von normalen humanen Zellen fördern, wodurch sie an vielen physiologischen Prozessen (z.B. Knochenbildung, Frakturheilung) beteiligt sind (Cunningham et al. 1992, Willette et al. 1999, King 2001, Fiedler et al. 2002). Zusätzlich kommt es jedoch auch in diversen Karzinomen zu einer verstärkten Expression der BMPs, welche dann das Migrationsverhalten transformierter Zellen fördern und so durch eine gesteigerte Invasivität und Metastasierung der Zellen zur Progression des Tumors beitragen. Hauptsächlich werden diese Effekte durch BMP2 und BMP4 vermittelt, welche erwiesenermaßen die Progression des Prostata-, Kolorektal- und Lungenkarzinoms sowie des malignen Melanoms fördern (Langenfeld et al. 2003, Rothhammer et al. 2005, Feeley et al. 2006, Deng et al. 2009).

Die im Rahmen der vorliegenden Arbeit durchgeführte funktionelle Charakterisierung von HCC-Zellen, in welcher die BMP4 Expression durch Transfektion mit siRNAs gegen BMP4 bzw. einem antisense BMP4 Konstrukt um 50-80% vermindert wurde, zeigte eine Hemmung des Invasions- und Migrationsverhaltens der HCC-Zellen im Boydenkammerversuch. Im Gegensatz dazu ergab die Analyse des **Proliferation**sverhaltens der HCC-Zellen, welche mit einer siRNA gegen BMP4 transifiziert wurden, keine eindeutigen Unterschiede im Vergleich zu den entsprechenden Kontroll-transfizierten HCC-Zellen. Dies deutet daraufhin, dass BMP4 tatsächlich die Migration und Invasion der HCC-Zellen fördert und die in den Boydenkammerversuchen beobachteten Effekte nicht lediglich durch eine gesteigerte Proliferation der Zellen verursacht wurden. Einen weiteren Hinweis auf die bedeutende Rolle von BMP4 für die Progression des HCCs konnte durch die aufgezeigte Korrelation zwischen der BMP4 Expression und dem Tumor-Staging, welches der Einteilung des Tumors je nach Ausbreitung (siehe Einleitung 1.2.3) dient, aufgezeigt werden.

In weiterführenden Analysen wurde auch der **Einfluss von BMP4 auf die Vaskularisierung** des HCCs untersucht. Dabei konnte bei Behandlung von humanen mikrovaskulären Endothelzellen (HMECs) mit Überständen von HCC Zellen, welche zuvor mit siRNAs gegen BMP4 bzw. mit einem antisense BMP4 Konstrukt transfiziert worden waren, eine deutlich verminderte Tubenformation der Endothelzellen im Vergleich zur Behandlung mit Überständen von Kontroll-transfizierten HCC-Zellen festgestellt werden. Dies zeigt, dass BMP4 *in vitro* die Tubenbildung von Endothelzellen aktiviert und somit im HCC möglicherweise durch die Induktion einer verstärkten Vaskularisierung des Gewebes zu einer verbesserten Versorgung des Tumors mit Blut beitragen kann. Um eine potentielle

4. Diskussion

Korrelation zwischen dem BMP4 Expressionsniveau und dem Grad der vorliegenden Vaskularisierung zu analysieren, erfolgten Untersuchungen des Vaskularisierungsmarkers CD31. Allerdings konnte dabei in den HCC-Geweben, in welchen BMP4 erhöht war, keine verstärkte CD31 mRNA Expression detektiert werden. Auch immunhistochemische Färbungen mit einem spezifischen Antikörper gegen CD31 zeigten keine Korrelation zu der BMP4 Expression. Daraus kann jedoch nicht zwangsläufig gefolgert werden, dass die verstärkte BMP4 Expression *in vivo* keine gesteigerte Vaskularisierung des HCC-Gewebes zur Folge hat. Wie häufig in der Literatur beschrieben, stellt die Tumorigenese einen dynamischen Prozess dar (Cai 1995, Waliszewski 1998, Asosingh et al. 2004, Bergmann und Pandolfi 2006). Es ist somit vorstellbar, dass es infolge eines starken Tumorwachstums zu hypoxischen Bereichen im Tumor kommt, in welchen durch die Stabilisierung von HIF-1α eine gesteigerte BMP4 Expression vorliegt. Diese wiederum resultiert in einer verstärkten Vaskularisierung des Tumors, um eine verbesserte Versorgung mit Sauerstoff und Nährstoffen zu gewährleisten. Folglich setzt ein vermehrtes Tumorwachstum ein, wodurch erneut hypoxische Bereiche im Tumor entstehen können. Es ist deshalb nicht bzw. nur sehr schwer möglich, die zu einem definierten Zeitpunkt vorherrschende Vaskularisierung mittels eines einzelnen, spezifischen Markers zu erfassen, um sie dann mit der BMP4 Expression in Korrelation bringen zu können.

Dennoch konnten die beschriebenen Tubenformations-Assays eindeutig zeigen, dass BMP4 in der Lage ist, die Tubenbildung der Endothelzellen in der Tumorumgebung zu induzieren. Dieser **proangiogenetische Effekt der BMPs** wurde durch Studien unserer und anderer Arbeitsgruppen bestätigt (Deckers et al. 2002, Langenfeld und Langenfeld 2004, Raida et al. 2005, Rothhammer et al. 2007). Im malignen Melanom konnte dabei eine Induktion der Tubenformation durch BMP2 und BMP4 *in vitro* gezeigt werden. Außerdem zeigten die Tumoren von Nacktmäusen, welche Melanomzellklone mit einer verminderten BMP4 Expression erhalten hatten *in vivo* eine geringere endotheliale Gefäßstruktur (Rothhammer et al. 2007). Ebenso konnten Raida und Kollegen (2005) bzw. Langenfeld und Langenfeld (2004) eine proangiogenetische Funktion von BMP2 in Lungen- und Brustkrebszellen detektieren. Über den exakten Regulationsmechanismus ist bisher allerdings nur wenig bekannt. Interessanterweise konnten bei Untersuchungen der in die Knochen-Neubildung involvierten Mechanismen gezeigt werden, dass BMPs bzw. speziell BMP4 in Osteoblasten zu einer verstärkten Expression von VEGF („vascular endothelial growth factor") führen und so die Angiogenese beeinflussen können (Kozawa et al. 2001, Deckers et al. 2002). **VEGF** ist als **Schlüsselregulator der Angiogenese** bekannt und wird unter hypoxischen Bedingungen durch die Bindung von HIF-1α in seinem Promotorbereich verstärkt exprimiert (Forsythe et al. 1996, Ferrara et al. 2003). Auch die Tumorprogression des hepatozellulären Karzinoms ist eng mit der Angiogenese des Tumors verknüpft (Wu et al. 2007, Wu 2008).

4. Diskussion

Zwar ist bekannt, dass die hypoxischen Bedingungen im HCC über die Stabilisierung von HIF-1α und der daraus resultierenden Induktion der VEGF Expression zu einer verstärkten Vaskularisierung führen (von Marschall et al. 2001, Kim et al. 2002), jedoch kann VEGF auch durch andere Faktoren, wie FGF, TGF-α und IGF-1 reguliert werden (Ferrara und Davis-Smyth 1997, Ferrara et al. 2003). Studien von Oikawa und Kollegen sowie von Mikami und Kollegen brachten erstmals den Hypoxie-regulierten Transkriptionsfaktor **Ets-1 als weiteren möglichen Regulator der Angiogenese** mit VEGF in Verbindung, wobei allerdings keine näheren Untersuchungen dieses Zusammenhangs erfolgten (siehe oben). Da des Weiteren im malignen Melanom gezeigt werden konnte, dass die Effekte der BMPs auf die Tumorangiogenese durch VEGF vermittelt werden könnten (Rothhammer et al. 2007), wäre es unseren Ergebnissen zufolge denkbar, dass es durch die vorliegenden hypoxischen Bedingungen zu einer Induktion des Transkriptionsfaktors Ets-1 kommt, welcher durch die verstärkte Expression von BMP4 und die folglich gesteigerte VEGF Expression die Angiogenese des Tumors fördert. Ob ein derartiger Zusammenhang tatsächlich *in vivo* besteht und inwiefern BMP4 über die Regulation von VEGF die Tumorangiogenese beeinflusst, muss in zukünftigen Untersuchungen aufgeklärt werden.

In der vorliegenden Arbeit konnte somit gezeigt werden, dass eine BMP4 Überexpression entscheidend die Progression des hepatozellulären Karzinoms fördert. Die Ets-1 vermittelte HIF-abhängige Induktion der BMP4 Expression wirkt sich dabei sowohl in autokrinen als auch parakrinen Effekten aus. Zum einen fördert BMP4 die Migration, Invasion und das Matrix-unabhängige Wachstumsverhalten der Zellen (autokrin), zum anderen begünstigt es aber auch die Vaskularisierung der Endothelzellen der Tumorumgebung (parakrin). Generell weist dies auf eine bedeutende Rolle von BMP4 im Speziellen sowie potentiell auch von weiteren BMPs in Allgemeinen in der Tumorigenese des HCCs hin. Wie gezeigt werden konnte, übt BMP4 einen entscheidenden Einfluss auf die Karzinogenese des HCCs aus und könnte somit, durch die beschriebene Korrelation mit dem Tumorstadium, als prognostischer Marker dienen oder als therapeutischer Ansatz zur Behandlung dieses schlecht therapierbaren Tumortyps weiterverfolgt werden. Zur Identifikation weiterer an der HCC Progression beteiligter BMPs sollten zukünftige Analysen embryonaler und tumoröser Gewebe untersucht werden.

4.2 Die Rolle von BMP6 für die Aufrechterhaltung der Eisenhomöostase

Wie bereits oben erwähnt, spielen die Bone Morphogenetic Proteins nicht nur eine wichtige Rolle in der Karzinogenese von Tumoren, sondern sind ebenfalls an der Regulation einer Vielzahl von physiologischen Prozessen beteiligt (siehe 1.4.2). Neben ihrem Einfluss auf die in der Embryogenese und Osteogenese ablaufenden Vorgänge tragen sie auch wesentlich zur Aufrechterhaltung der Eisenhomöostase bei.

Die Regulation des Eisenstoffwechsels erfolgt dabei vor allem durch eine Modulation der **Hepcidin** Expression. Hepcidin ist durch die Bindung und die somit vermittelte Degradation des Eisenexporters Ferroportin für eine verminderte Eisenfreisetzung aus den Makrophagen und den intestinalen Zellen in das Blut verantwortlich. Da der Eisenspiegel ausschließlich durch die Regulation der absorbierten Eisenmenge beeinflusst werden kann, ist die Hepcidin vermittelte Hemmung der Eisenfreisetzung bzw. -aufnahme essentiell für die Aufrechterhaltung der Eisenhomöostase. Folglich wird Hepcidin bei einem hohen Eisengehalt verstärkt exprimiert, um die intestinale Eisenaufnahme zu limitieren. Umgekehrt wird Hepcidin bei Vorliegen eines geringen Eisengehalts dementsprechend vermindert exprimiert (siehe Einleitung 1.5.3). In der Regulation der Hepcidin Expression in Abhängigkeit vom Eisengehalt nimmt der **BMP/Smad-Signalweg** eine zentrale Stellung ein (siehe 1.5.3). Allerdings konnte dabei bislang lediglich *in vitro* gezeigt werden, dass BMP2, 4, 6 und 9 in der Lage sind, die Hepcidin Expression zu modulieren (Babitt et al. 2006, Truksa et al. 2006, Xia et al. 2008). Völlig unklar blieb hingegen, ob diese BMP Moleküle die Hepcidin Expression auch *in vivo* regulieren können, ob sie dabei gleich starke Effekte zeigen und letztlich, wie die resultierenden Veränderungen des Eisenspiegels vermittelt werden.

Interessanterweise zeigten die in Zusammenarbeit mit Frau Dr. Arndt durchgeführten Analysen an **BMP6** Knockout Mäusen eine mit dem Alter der Mäuse zunehmende Eiseneinlagerung in der Leber sowie im fortgeschrittenen Stadium auch in anderen Organen (wie dem Pankreas, dem Herz oder dem Nierentubulus). Dabei konnte eine Korrelation des zunehmenden Eisengehalts der Leber mit einer abnehmenden Hepcidin Expression beobachtet werden. Diese starke Ausprägung der Dysregulation des Eisenstoffwechsels gleicht in etwa dem Phänotyp von Mäusen, welche eine Leber-spezifische Mutation von Smad4 aufweisen bzw. dem Phänotyp von Hepcidin defizienten Mäusen. Da BMP6 im Signalweg über Smad4 steht und der Verlust von BMP6 ähnliche Effekte erzeugt, lässt dies vermuten, dass BMP6 der entscheidende Modulator der Hepcidin Expression *in vivo* ist.

Es blieb allerdings die Frage offen, über welchen Mechanismus die Modulation der Hepcidin Expression in Abhängigkeit vom Eisenspiegel erfolgen kann und welches Molekül die dazu notwendigen Effekte vermittelt. Da BMP6 den oben beschriebenen, entscheidenden Einfluss auf die Hepcidin Expression ausübt, sollte untersucht werden, ob dieses Molekül als „Eisensensor" fungieren kann. Die dreiwöchige Gabe von Eisen-angereicherten Futtermitteln zeigte dabei in BMP6 Knockout Mäusen eine starke Eiseneinlagerung in der Leber der Mäuse, wobei die Hepcidin-Spiegel unverändert niedrig waren. Im Gegensatz dazu konnte in den BMP6 Wildtyp Mäusen eine Induktion der Hepcidin Expression beobachtet werden, wodurch eine weitere Eisenaufnahme verhindert wurde und sich folglich keine vermehrte Eiseneinlagerung in den Organen einstellte. Aus diesen Ergebnissen lässt sich somit schlussfolgern, dass BMP6 *in vivo* essentiell für die Eisen-abhängige Hepcidin Expression zur Regulation des Eisenstoffwechsels ist. Weiterhin konnte auch nach der Injektion von Eisendextran eine im Zeitverlauf zunehmende Induktion der Hepcidin Expression in den BMP6 Wildtyp Mäusen beobachtet werden. So konnte durch die Fütterungs- und Injektionsversuche ebenfalls gezeigt werden, dass BMP6 sowohl kurzfristige als auch langfristige Veränderungen des Eisenspiegels zur Aufrechterhaltung der Eisenhomöostase vermitteln kann. Bereits 2008 führten Kautz und Kollegen Untersuchungen durch, welche auf eine wichtige Funktion von BMP6 für die Regulation des Eisenstoffwechsels *in vivo* hindeuteten. Sie führten cDNA-Array Analysen durch, in welchen regulierte Gene in der Leber von Mäusen, welche entweder eine Eisen-defiziente, eine Eisen-angereicherte oder eine Eisen-ausgewogene Diät erhalten hatten, untersucht werden sollten. Die Auswertung der Array-Daten ergab dabei, dass BMP6 ebenso wie Hepcidin in Abhängigkeit vom Eisenspiegel reguliert wird. Weiterhin konnten sie zeigen, dass BMP6 den Smad-Signalweg aktiviert und so vermutlich die Hepcidin Expression beeinflusst. Parallel zu den Beobachtungen von Frau Arndt konnten zwei weitere Arbeitsgruppen eine Eisenüberladung in den Organen (z.B.: Leber, Pankreas, Herz) von BMP6 Knockout Mäusen feststellen und in der Folge ebenfalls BMP6 als Schlüsselregulator der Hepcidin Expression identifizieren (Andriopoulos et al. 2009, Meynard et al. 2009). Meynard und Kollegen (2009) bestätigten zusätzlich die von Kautz et al. (2008) vermutete Aktivierung der Smad-Signalkaskade infolge einer verstärkten BMP6 Expression.

Zusammenfassend ergibt sich aus den Analysen unserer eigenen und anderer Arbeitsgruppen, dass BMP6 als Eisensensor fungiert und durch die Aktivierung der Smad-Signalkaskade die Hepcidin Expression zur Regulation der Eisenhomöostase induzieren kann. Dabei blieb jedoch ungeklärt, welcher Zelltyp BMP6 als Antwort auf erhöhte Eisenspiegel exprimieren kann. Deshalb wurden im Anschluss Untersuchungen verschiedener Gewebe durchgeführt, welche an der Aufrechterhaltung der Eisenhomöostase beteiligt sind.

4.2.1 Identifikation des BMP6 exprimierenden Zelltyps

Nachdem die **Leber** bei der Regulation des Eisenstoffwechsels eine zentrale Stellung einnimmt und bereits für die Zelltypen der Leber (Hepatozyten, hepatische Sternzellen und Kupfferzellen) eine mögliche BMP6 Expression beschrieben wurde (Knittel et al.1997, Kautz et al. 2008), erfolgten Analysen der Eisen-abhängigen BMP6 Expression in den Zellen der

4. Diskussion

Leber. Allerdings zeigten die dabei durchgeführten *in vitro* Untersuchungen weder in den Hepatozyten noch in den hepatischen Sternzellen oder den Kupfferzellen, welche aus BMP6 Wildtyp Mäusen isoliert wurden, eine Induktion der BMP6 bzw. Hepcidin Expression nach der Behandlung mit Eisen (in Form von Eisensulfat und holo-Transferrin; siehe 3.2.2). Auch eine *ex vivo* Behandlung von Lebergeweben mit Eisen sowie *in vivo* Injektionen von Eisendextran in BMP6 Wildtyp Mäuse bzw. das Verabreichen von Eisen-angereicherten Futtermitteln ließen keine Veränderungen der BMP6 Expression erkennen. Dies lässt die Schlussfolgerung zu, dass in der Leber zwar die Regulation des Eisenstoffwechsels durch BMP6 erfolgt, nicht aber die Eisen-abhängige Expression von BMP6. Was auf die Beteiligung eines weiteren Gewebes hindeutet, in welchem BMP6 in Abhängigkeit vom Eisengehalt exprimiert werden kann, um anschließend in der Leber die Regulation der Hepcidin Expression zu vermitteln.

Neben der Leber ist auch der **Dünndarm** für die Modulation des Eisengehalts von entscheidender Bedeutung. Durch die Zellen des Dünndarms (Enterozyten) wird die Eisenaufnahme aus der Nahrung ermöglicht (Edison et al. 2008, Batts 2007, Kautz et al. 2008). Überraschenderweise zeigten e*x vivo* Analysen, im Rahmen welcher Dünndarmstücke aus BMP6 Wildtyp Mäusen mit Eisen behandelt wurden, sowohl auf mRNA als auch auf Proteinebene eine deutlich verstärkte BMP6 Expression in den behandelten Gewebestücken. Dieses Ergebnis ließ sich auch *in vivo* nach einer Eisendextran Injektion bzw. den Verabreichen von Eisen-angereicherten Futtermitteln bestätigen, denn in anschließende Untersuchungen wiesen Gewebeproben des Dünndarms der Mäuse eine verstärkte BMP6 Expression auf (Arndt et al. 2009). Folglich konnte gezeigt werden, dass die Eisen-abhängige Expression von BMP6 im Dünndarm erfolgt. Für nähere Untersuchungen zur Ermittlung des **exprimierenden Zelltyps** wurden immunhistochemische Färbungen des Dünndarmgewebes von BMP6 Wildtyp Mäusen mit einem spezifischen Antikörper gegen BMP6 durchgeführt. Dabei konnte sowohl nach der Injektion von Eisendextran als auch nach dem Verabreichen von Eisen-angereicherten Futtermitteln eine eindeutige Färbung von BMP6 in vereinzelten Enterozyten detektiert werden. Da keine weiteren spezifischen Färbungen in den anderen Zelltypen (wie z.B. Becherzellen) auftreten, kann davon ausgegangen werden, dass die Enterozyten des Dünndarms für die Expression von BMP6 in Abhängigkeit vom vorliegenden Eisenspiegel verantwortlich sind. Durch Untersuchungen der BMP6 Expression in Makrophagen, welche ebenfalls Eisen freisetzen können und so an der Regulation der Eisenhomöostase beteiligt sind, konnten diese als zusätzliche Quelle der BMP6 Expression ausgeschlossen werden (Arndt et al. 2009).

4.2.2 Einfluss weiterer BMPs auf den Eisenstoffwechsel

Da noch weitere BMPs für eine mögliche Regulation der Hepcidin Expression *in vitro* beschrieben wurden (siehe oben), stellte sich darüber hinaus die Frage, inwiefern diese neben BMP6 an der Aufrechterhaltung der Eisenhomöostase *in vivo* beteiligt sein könnten. Bislang wurde die Bedeutung der einzelnen BMPs für den Eisenstoffwechsel kontrovers diskutiert. Babitt und Kollegen zeigten, dass **BMP2 und BMP4** *in vitro* die Regulation der Hepcidin Expression induzieren können. Sie postulierten, dass BMP2 möglicherweise auch *in vivo* Effekte ausüben kann. Denn Mäuse, welchen BMP2 injiziert wurde, zeigten im Vergleich zu den Kontroll-Mäusen eine verstärkte Expression von Hepcidin in der Leber sowie einen verringerten Serum Eisengehalt (Babitt et al. 2005, Babitt et al. 2007). Im Gegensatz dazu konnten Truksa und Kollegen (2006) zeigen, dass in primären murinen Hepatozyten **BMP9** die stärksten Effekte bei der Induktion der Hepcidin Expression vermittelt. BMP4 musste in ihren Analysen 10-fach und BMP2 sogar 100-fach stärker konzentriert angewendet werden, um vergleichbare Effekte zu erzielen. Allerdings erfolgte hier keine Untersuchung der BMP6 induzierten Hepcidin Expression. Deshalb sollte im Rahmen der vorliegenden Arbeit der Effekt von **BMP6** auf die Hepcidin Expression in murinen Hepatozyten untersucht und mit der Stärke der Effekte weiterer BMPs verglichen werden. Die daraufhin durchgeführten Behandlungen von primären murinen Hepatozyten mit rekombinanten BMPs bestätigten, dass durch BMP6 der stärkste Effekt auf die Induktion der Hepcidin Expression ausgelöst werden konnte. Wie es bereits durch die Untersuchungen von Truksa und Kollegen zu erwarten war, vermittelte BMP9 den zweitstärksten Effekt, gefolgt von BMP4 und BMP2. Des Weiteren zeigten Expressionsanalysen von BMP2, 4 und 9 *in vivo*, dass diese zwar bei erhöhten Eisenspiegeln im Dünndarm exprimiert werden, jedoch nicht in der Lage sind, die Effekte von BMP6 zur Induktion der Hepcidin Expression und somit zur Aufrechterhaltung der Eisenhomöostase beim Verlust von BMP6 auszugleichen (Arndt et al. 2009). Folglich konnte sowohl *in vivo* als auch *ex vivo* nachgewiesen werden, dass BMP6 die stärksten Effekte bezüglich der Induktion der Hepcidin Expression vermitteln kann und somit tatsächlich als Hauptregulator des Eisenstoffwechsels fungiert.

Zusätzlich wurden **Ko-Kultur Experimente,** in welchen Leberstücke einer BMP6 Knockout Maus und Dünndarmstücke einer BMP6 Wildtyp Maus zusammen in einer PBS- bzw. Eisen-Lösung inkubiert wurden, durchgeführt. Dadurch konnte gezeigt werden, dass erhöhte Eisenspiegel in den Dünndarmstücken zur verstärkten Expression von BMP6 führen, welches anschließend in den Leberstücken eine Induktion der Hepcidin Expression vermitteln kann (Arndt et al. 2009). Des Weiteren wiesen BMP6 Wildtyp Mäuse eine verstärkte BMP6 Proteinkonzentration im Serum infolge von erhöhten Eisenspiegeln auf

4. Diskussion

(Arndt et al. 2009). Daraus lässt sich schlussfolgern, dass die verstärkte Eisenaufnahme im Dünndarm zu einer verstärkten Expression von BMP6 führt, welches in die Blutbahn sekretiert wird und so durch die systemische Zirkulation des Blutstroms zur Leber gelangt (siehe Abbildung 4-1).

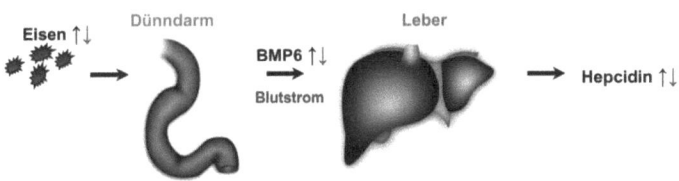

Abbildung 4-1: Schematische Darstellung der Eisen-abhängigen Sekretion und Funktion von BMP6 (modifiziert nach Arndt et al. 2009).

Wie in Abbildung 4-2 dargestellt, führt **BMP6** in der Leber durch die Bindung an die entsprechenden BMP-Rezeptoren zur Aktivierung des **Smad-Signalwegs** (siehe Kapitel 1.4.1). Dabei kommt es durch die Bindung von BMP6 an die korrespondierenden Rezeptoren zur Ausbildung eines aktivierten BMP-Rezeptorkomplexes (bestehend aus einer BMP Typ I und II Rezeptoruntereinheit), welcher durch die Phosphorylierung von Smad 1,5,8 (R-Smad) eine Komplexbildung dieser Proteine mit Smad4 (Co-Smad) bewirkt. Der entstandene Komplex transloziert anschließend in den Nukleus, wo er durch Bindung an die „BMP-responsive elements" (BMP-RE1, BMP-RE2) im *hepcidin* Promotor die Transkription des *hepcidin* Gens (HAMP) initiiert (Truksa et al. 2007, Verga Falzacappa et al. 2008, Truksa et al. 2009). Das Hepcidin Genprodukt kann wiederrum, wie bereits beschrieben, durch die Bindung an Ferroportin die Degradation dieses Eisenexporters bewirken und so die intestinale Eisenaufnahme bzw. Eisenfreisetzung aus den Makrophagen limitieren.

4. Diskussion

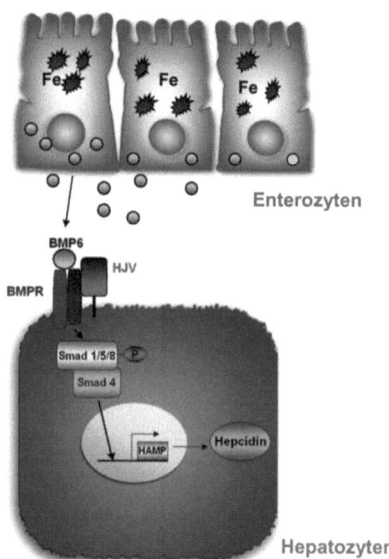

Abbildung 4-2: Schematische Darstellung der BMP6 induzierten Hepcidin Expression (modifiziert nach Arndt et al. 2009).

Es bleibt allerdings unklar, auf welche Weise die erhöhten Eisenspiegel die BMP6 Expression in den Enterozyten verstärken können. Ein bekannter Mechanismus, durch welchen veränderte Eisenspiegel auf wichtige Gene des Eisenstoffwechsels (z.B. TfR1, DMT1) Einfluss nehmen können, ist die Aktivierung des „iron responsive element"/„iron regulatory protein" **(IRE/IRP) Systems**. Dieses ermöglicht eine posttranskriptionale Regulation der Expression dieser Gene. Denn je nach Lokalisation des „iron responsive elements" (5' oder 3' untranslatierte Region (UTR)), kommt es nach der Bindung des „iron regulatory proteins", als Antwort auf einen niedrigen Eisengehalt zu einer Stabilisierung der mRNA und somit deren verstärkten Translation (3' UTR) bzw. zu einer Hemmung der Translation des Transkripts (5' UTR; siehe Einleitung 1.5.2). Da computerbasierte Analysen der untranslatierten Region von BMP6 keine Sequenzhomologien zu einem „iron responsive element" erkennen ließen, ist die Beteiligung dieses Mechanismus eher unwahrscheinlich (Daten nicht gezeigt). Über welche mechanistischen Zusammenhänge der vorliegende Eisengehalt die Transkription von BMP6 modulieren kann und inwiefern dabei andere posttranskriptionale Mechanismen involviert sein könnten, wird Gegenstand zukünftiger Untersuchungen sein.

4.2.3 Analyse der Interaktion des Eisen-abhängigen BMP6-induzierten Smad-Signalwegs mit weiteren Regulationsmechanismen

Neben der Aktivierung des Smad-Signalwegs durch BMP6 wurde für weitere Mechanismen (STAT-Signalweg, HFE/TFR2-Signalweg) eine Beteiligung an der Hepcidin Expression diskutiert (siehe Einleitung 1.5.3). Zu den wichtigsten und best charakterisierten Mechanismen zählen dabei zum einen die Induktion der Hepcidin Expression infolge eines inflammatorischen Stimulus und zum anderen der vom Eisengehalt abhängige HFE/TFR2-Signalweg, auf welche im Folgenden näher eingegangen werden soll.

Bislang wurden mehrere **inflammatorische Cytokine** (z.B.: IL-1, IL-6, TNF-α) für eine mögliche Regulation der Hepcidin Expression beschrieben (Lee et al. 2004, Lee et al. 2005). Am detailliertesten konnte die Signaltransduktion ausgehend von IL-6 charakterisiert werden, welche durch die Aktivierung des STAT-Signalwegs zu einer Induktion der Hepcidin Expression führt (siehe 1.5.3). Allerdings zeigten Untersuchungen an Mäusen, in welchen Leber-spezifisch die Expression von Smad4 ausgeschaltet wurde, dass ein inflammatorischer Stimulus in diesen Tieren keine Induktion der Hepcidin Expression hervorrufen kann, wodurch sich eine starke Eiseneinlagerung in diversen Organen der Mäuse einstellte (Wang et al. 2005). Weiterhin ist für eine vollständig durch IL-6 vermittelte Induktion der Hepcidin Expression sowohl das Vorhandensein des „BMP-responsive elements 1" (siehe oben) als auch eine STAT-Bindungsstelle im *hepcidin* Promotor erforderlich (Casanovas et al. 2009, Truksa et al. 2009). Dies zeigt, dass für den inflammatorischen Signalweg die Interaktion mit der BMP/Smad-Signalkaskade von essentieller Bedeutung ist. Daher ist die Rolle von BMP6, als Schlüsselregulator der Eisenhomöostase möglicherweise auch für die Inflammations-vermittelte Hepcidin Expression von Relevanz. Untersuchungen von Meynard und Kollegen (2009) zeigten in diesem Zusammenhang, dass die Behandlung von BMP6 defizienten Mäusen mit inflammatorischen Stimuli (mittels LPS) eine Induktion der Hepcidin Expression bewirken kann. Dies weist auf einen voneinander unabhängigen Verlauf des Eisen-sensorischen Signalwegs und des inflammatorischen Signalwegs hin. BMP6 ist dabei nur für den Eisen-sensorischen Signalweg von essentieller Bedeutung. Im Gegensatz dazu können inflammatorische Effekte zwar ausschließlich durch die Interaktion mit der Smad-Signalkaskade eine vollständige Induktion der Hepcidin Expression erzielen, doch bleibt der Ligand, welcher dabei den Smad-Signalweg aktiviert unbekannt. Die Analyse diverser Liganden der TGF-β/BMP-Superfamilie im Hinblick auf eine Beteiligung an der, durch inflammatorische Stimuli ausgelösten Hepcidin Expression, muss deshalb Gegenstand zukünftiger Untersuchungen sein.

4. Diskussion

Auch hinsichtlich der Regulation des **Eisen-sensorischen Signalwegs** existierten ursprünglich unterschiedliche Hypothesen. Einerseits konnte eine wichtige Funktion des **HFE** (Hämochromatose) Genprodukts für die Regulation des Eisenstoffwechsels postuliert werden, denn die Mutation des *hfe* Gens in der Leber resultierte in einer verstärkten Eiseneinlagerung sowie einer verminderten Hepcidin Expression. Andererseits war bereits seit langem die Rolle des **BMP**-Signalwegs in der Regulation des Eisenstoffwechsels bekannt und sehr gut untersucht (siehe 1.5.3). Dass der BMP/Smad-Signalweg bei der Modulation der Eisenhomöostase die zentrale Stellung einnimmt, ließen Analysen an Smad4 defizienten Mäusen vermuten. Denn auch in diesen konnte eine verminderte Hepcidin Expression und eine folglich verstärkte Eiseneinlagerung in der Leber und in anderen Organen festgestellt werden, jedoch zeigten die Mäuse im Vergleich zu der HFE Mutation einen wesentlich drastischeren Phänotyp auf (Chen und Chloupkova 2009). Die Ergebnisse der Untersuchungen hinsichtlich einer möglichen bzw. notwendigen Interaktion beider Signalwege differierten stark. So postulierten Truksa und Kollegen (2006), dass die Induktion der Hepcidin Expression durch den BMP-Signalweg unabhängig von HFE, TFR2 (Transferrin-Rezeptor 2) und IL-6 verläuft. Dahingehend wiesen weitere Untersuchungen eher auf eine mögliche **Assoziation der HFE/TFR2-Signalkaskade mit dem BMP/Smad-Signalweg** hin (siehe 1.5.3). Neueste Betrachtungen gehen davon aus, dass es bei einem hohen Eisengehalt (hohe Serum holo-Transferrin-Sättigung) zu einer Ablösung des HFEs vom Transferrin-Rezeptor 1 kommt, so dass die Eisenaufnahme über den freigewordenen TfR1-Rezeptor ermöglicht wird. Anschließend bildet das HFE vermutlich mit dem stabilisierten Transferrin-Rezeptor 2 einen Komplex und kann so durch eine potentielle Interaktion mit BMPs bzw. BMP Ko-Rezeptoren (wie z.B. Hämojuvelin) die Hepcidin Expression induzieren (Schmidt et al. 2008, Ganz et al. 2008, Gao et al. 2009). Jedoch blieb bis dato ungeklärt, ob eine Interaktion mit dem BMP/Smad-Signalweg zur Regulation der Hepcidin Expression erforderlich ist und ob HFE als Eisensensor fungieren kann. Untersuchungen von Vujic Spasic und Kollegen (2008) zeigten, dass HFE nicht in den Enterozyten exprimiert wird und nur in der Leber zur Regulation der Hepcidin Expression beitragen kann. Da im Rahmen der vorliegenden Arbeit des Weiteren für BMP6 eine Eisen-abhängige Expression in den Zellen des Dünndarms nachgewiesen werden konnte, kann eine Positionierung von HFE unterhalb von BMP6 in der Regulation des Eisenstoffwechsels geschlussfolgert werden. Ebenfalls ist jedoch denkbar, dass HFE mit BMP6 in der Leber zur Initiation der Hepcidin Expression interagiert. Sowohl die von Corradini et al. (2009) als auch die von Kautz et al. (2009) durchgeführten Analysen an HFE Knockout Mäusen unterstützten diese Hypothese. Denn in HFE Knockout Mäusen konnte aufgrund der erhöhten Eisenspiegel eine verstärkte BMP6 Expression in der Leber der Tiere detektiert werden. Jedoch war dabei keine Induktion des Smad-Signalwegs bzw. der Hepcidin Expression feststellbar. Dies beweist, dass HFE

4. Diskussion

nicht in die Eisen-abhängige Regulation der BMP6 Expression involviert ist, aber an der Smad-Signalkaskade zur Induktion der Hepcidin Expression beteiligt ist. Es wird angenommen, dass HFE vermutlich mit dem BMP-Rezeptorkomplex (aus BMP Typ I und II Rezeptor; Kautz et al. 2009) interagiert, allerdings wurde der dafür verantwortliche molekulare Mechanismus noch nicht aufgeklärt. Da des Weiteren auch die Beteiligung des Transferrin-Rezeptors 2 noch nicht detailliert analysiert wurde, bleibt dies ein interessantes Feld für zukünftige Untersuchungen.

Abbildung 4-3 ordnet die neuen Erkenntnisse, welche durch die Analysen der mit BMP6 assoziierten Signalwege erlangt wurden, in die bisher bekannten Abläufe ein.

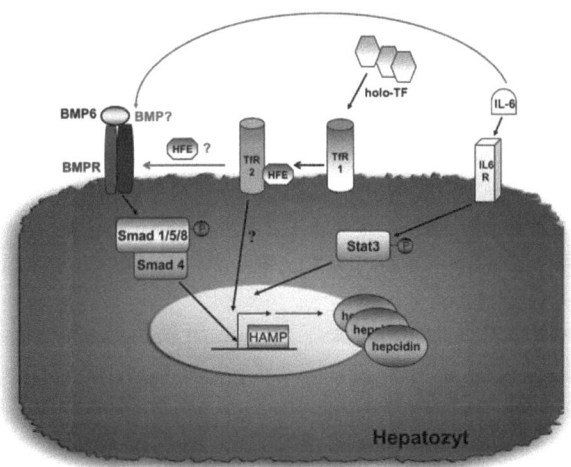

Abbildung 4-3: Schematische Darstellung der unterschiedlichen molekularen Mechanismen zur Regulation der Hepcidin Expression (nach Arndt et al. 2009 modifiziert); rote Pfeile kennzeichnen neu charakterisierte molekulare Zusammenhänge, welche mit BMP6 assoziiert sind.

In der vorliegenden Arbeit konnte gezeigt werden, dass BMP6 sowohl *in vitro* als auch *in vivo* in der Lage ist die Hepcidin Expression in der Leber zu regulieren. Es wird dabei nicht direkt in der Leber, dem Ort, in welchem die Regulation der Hepcidin Expression erfolgt, exprimiert. Vielmehr erfolgt die BMP6 Expression im Dünndarm und zwar in Abhängigkeit vom Eisenspiegel. Es fungiert somit als Eisensensor und stellt eine Verbindung zwischen dem Darm und der Leber als komplexes regulatorisches System zur Aufrechterhaltung der Eisenhomöostase her. Weiterhin konnte durch diese Charakterisierung von BMP6 als Schlüsselregulator des Eisenstoffwechsels, neue Erkenntnisse zur Aufklärung des Einflusses bzw. der Interaktion mit dem HFE/TFR2 und dem inflammatorischen Signalweg zur Regulation des Hepcidin-Spiegels erzielt werden, so dass die hier dargestellten Ergebnisse insgesamt betrachtet einen entscheidenden Beitrag zur Aufklärung der molekularen Mechanismen des Eisenstoffwechsels leisteten.

4.3 Die Regulation der Hepcidin Expression im hepatozellulären Karzinom durch den BMP Ko-Rezeptor Hämojuvelin

Im ersten Abschnitt der Arbeit konnte gezeigt werden, dass BMP4 im **hepatozellulären Karzinom** (HCC) verstärkt exprimiert wird. Des Weiteren konnte im zweiten Abschnitt festgestellt werden, dass BMP6 *in vivo* die Modulation der Hepcidin Expression vermittelt und so entscheidend die Eisenhomöostase beeinflusst. Da BMP6 ebenso wie BMP4 ein Mitglied der BMP-Familie ist, stellte sich die Frage, ob auch BMP6 im HCC verstärkt exprimiert wird und inwiefern dies einen Einfluss auf die Regulation der Hepcidin Expression und somit auf den Eisenstoffwechel im HCC haben könnte.

Untersuchungen des **BMP6 Expressionsniveaus** zeigten sowohl auf mRNA als auch auf Proteinebene eine erhöhte BMP6 Expression in den beiden verwendeten HCC-Zelllinien (Hep3B und PLC). In den qRT-PCR Analysen an HCC-Geweben konnte keine signifikant gesteigerte Expression von BMP6 im Vergleich zu normalen Lebergeweben detektiert werden. Jedoch entsprechen die dabei als „normal-Kontrollen" verwendeten Proben, wie bereits im ersten Kapitel beschrieben, nicht „gesunden" Lebergeweben (siehe 4.1). In diesen Versuchen wurden keine an das hepatozelluläre Karzinom angrenzenden Gewebe zum Vergleich verwendet, sondern vielmehr Gewebe aus Lebern, welche aufgrund von Metastasen anderer Tumorarten entnommen wurden. Zwar konnte so der Einfluss des HCCs auf das umliegende Gewebe ausgeschlossen werden, nicht jedoch molekulare Veränderungen durch die vorliegenden Metastasen oder aber zirrhotische Veränderungen. Auch wenn die BMP6 mRNA Expression in den HCC-Geweben aufgrund einer hohen Varianz somit nicht signifikant gesteigert war, konnte eine verstärkte Expression detektiert werden. Western Blot Analysen bestätigten dies auf Proteinebene wesentlich deutlicher.

Wie bereits oben erwähnt, reguliert BMP6 *in vivo* die **Hepcidin Expression**. Durch den erhöhten BMP6-Spiegel im HCC sollte es folglich zu einer ebenfalls verstärkten Expression von Hepcidin kommen. Jedoch wurde bislang die Expression von Hepcidin im hepatozellulären Karzinom kontrovers diskutiert. Tseng und Kollegen (2009) zeigten eine verminderte Hepcidin mRNA Expression in HCC-Geweben im Vergleich zu normalen Lebergeweben, allerdings führten sie dabei keine Untersuchungen auf Proteinebene durch. Zwar konnten Kijiama und Kollegen (2008) die verminderte Hepcidin Expression in HCC-Geweben auf mRNA Ebene bestätigen, aber konnten auf Proteinebene keine Korrelation der Serum Hepcidin-Konzentration mit den mRNA Spiegeln beobachten. Da bisher diesbezüglich keine weiterführenden Untersuchungen durchgeführt wurden und in den zitierten Studien zusätzlich nie der Einfluss einer verstärkten BMP Expression im HCC auf die Hepcidin-Spiegel in Betracht gezogen wurde, erfolgte im Rahmen der vorliegenden Arbeit eine detaillierte Analyse der Hepcidin Expression im HCC. Bemerkenswerterweise konnte dabei gezeigt werden, dass es trotz der hohen BMP-Spiegel zu einer verminderten Hepcidin mRNA Expression in HCC-Zelllinien und HCC-Gewebeproben kommt (Kapitel 3.3.2). Dies konnte auch auf Proteinebene bestätigt werden, denn die Seren HCC-erkrankter Probanden wiesen eine signifikant niedrigere Hepcidin Konzentration im Vergleich zu den Seren gesunder Probanden auf (siehe 3.3.2). Dies lässt darauf schließen, dass HCC-Patienten infolge der erhöhten BMP Expression nicht, wie eigentlich erwartet, durch eine verstärkte Hepcidin Expression eine Anämie entwickeln, sondern im Gegenteil durch die geringen Hepcidin-Spiegel verstärkt **Eisen** aufnehmen können. Denn durch die geringe Hepcidin Expression im HCC wird der Eisenexporter Ferroportin kaum degradiert wodurch die Eisenfreisetzung bzw. -aufnahme erhöht wird (siehe 1.5.3). Ein Screening der Seren HCC-erkrankter bzw. gesunder Probanden bestätigte dabei die verstärkte Eisenaufnahme, denn HCC-Patienten zeigten entsprechend der geringen Hepcidin Expression eher erhöhte Serum Eisenwerte (Daten nicht gezeigt). Dies konnte auch in Untersuchungen von Sorrentino et al. (2009) bzw. Hellerbrand et al. (2003) festgestellt werden. Allerdings muss die geringe Hepcidin Expression und die folglich verstärkte Eisenaufnahme im HCC nicht zwangsläufig zu einer verstärkten Eiseneinlagerung führen, da im Tumor der Bedarf an Eisen (unter anderem zur Bildung von Hämoglobin) ebenfalls erhöht ist (Hann et al. 1991).

4.3.1 Analyse der Ursache für die verminderte Hepcidin Expression im HCC

Als eine der möglichen Ursachen der verminderten Hepcidin Expression war ein verändertes Expressionsmuster des **BMP6 Rezeptors** vorstellbar. Wie bereits im vorherigen Kapitel beschrieben, vermittelt BMP6 die Induktion der Hepcidin Expression durch die Aktivierung des Smad-Signalwegs (siehe 4.2). Dazu bindet BMP6 zusammen mit dem BMP Ko-Rezeptor Hämojuvelin (HJV) an einen präformierten Rezeptorkomplex aus einer BMP Typ I (Alk2 und Alk3) und Typ II (ActR-II, ActR-IIB) Rezeptoruntereinheit, so dass anschließend der konstitutiv aktive Typ II Rezeptor den Typ I Rezeptor phosphoryliert und so die Smad-Signalkaskade initiiert wird (siehe Einleitung 1.4.1). Im Gegensatz zu BMP6 können zwar auch die anderen Eisenstoffwechsel-regulierenden BMPs (BMP2, 4 und 9) *in vitro* die Hepcidin Expression über den gleichen Signalweg und den ausgebildeten BMP Typ I und II Rezeptorkomplex modulieren, allerdings erfolgt die Bindung dieser BMPs an die Alk3 Typ I Rezeptoruntereinheit (die Alk6 Untereinheit wird nicht in der Leber exprimiert; siehe

4. Diskussion

Einleitung 1.4.1). Da der BMP Typ I Rezeptor eine wesentlich höheren Liganden-Affinität aufweist als der BMP Typ II Rezeptor (Nohe et al. 2004) und weiterhin zwar alle BMPs an die Alk3 Untereinheit binden können, jedoch nur BMP6 an die Alk2 Untereinheit, zeigt dies eine Spezifität des **Alk2** Rezeptors für die BMP6 vermittelten Effekte (siehe Abbildung 4-4).

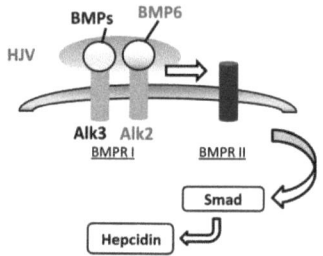

Abbildung 4-4: Vereinfachte schematische Darstellung der BMP bzw. BMP6 induzierten Smad-Signalkaskade (nach Corradini et al. 2009 modifiziert).

Um die BMP6 spezifische Rezeptor Expression zu erfassen, wurde deshalb die Expression des Alk2 Rezeptors mittels qRT-PCR untersucht. Dabei konnte eine lediglich geringe Expression des Alk2 Rezeptors in den HCC-Zelllinien und -Geweben im Vergleich zu primären humanen Hepatozyten bzw. normalen Lebergeweben detektiert werden. Dies lässt den Schluss zu, dass BMP6 im HCC nicht in der Lage ist die Hepcidin Expression zu induzieren bzw. zu modulieren, da keine Expression der BMP6 spezifischen BMP Typ I Rezeptoruntereinheit erfolgt, welche für die Signaltransduktion erforderlich wäre.

Neben BMP6 wurden allerdings, wie bereits erwähnt, noch weitere BMPs (BMP 2, 4 und 9) für eine mögliche Regulation der Hepcidin Expression *in vitro* diskutiert (siehe oben). Dabei zählt **BMP4** zu den validesten und am häufigsten untersuchten Modulatoren des Eisenstoffwechsels (Lin et al. 2007, Babitt el. 2007, Truksa et al. 2007, Xia et al. 2008, Zhang et al. 2009). Weiterhin konnte bereits in den Untersuchungen des ersten Abschnitts der Arbeit festgestellt werden, dass BMP4 im HCC verstärkt exprimiert wird (siehe 3.1.1). Es stellte sich nun die Frage, welchen Einfluss ein erhöhter BMP4-Spiegel auf die Expression von Hepcidin im hepatozellulären Karzinom ausüben kann. Zur Untersuchung dieses Sachverhalts wurden primäre humane Hepatozyten (PHHs) bzw. die beiden HCC-Zelllinien Hep3B und PLC mit rekombinantem BMP4 behandelt und anschließend die Hepcidin Expression in den Zellen mittels qRT-PCR bestimmt. Interessanterweise ließ sich in den PHHs eine starke Induktion der Hepcidin Expression nach der Behandlung mit BMP4 feststellen, wohingegen in den HCC Zelllinien die Expression nur schwach gesteigert wurde. Dies zeigt, dass ebenso wie BMP6 auch BMP4 nicht in der Lage ist die Hepcidin Expression im HCC zu induzieren. Im Gegensatz zu BMP6 ist BMP4 jedoch nicht von der Anwesenheit des Alk2 Rezeptors

4. Diskussion

abhängig, da es nicht an diesen binden kann (siehe oben). Diese Ergebnisse zeigen, dass der alleinige Verlust des Alk2 Rezeptors nicht für die deregulierte Hepcidin Expression im HCC verantwortlich sein kann und deuten auf die Beteiligung eines weiteren Modulators hin. In Betracht kam dabei **Hämojuvelin**, denn es fungiert in membrangebundener Form als BMP Ko-Rezeptor und ist in der Lage, durch die Bindung an BMP2, 4 und 6 die Smad-Signalkaskade zur Induktion der Hepcidin Expression zu verstärken (Lin et al. 2007, Xia et al. 2008). Tatsächlich zeigten Analysen der HJV Expression sowohl auf mRNA als auch auf Proteinebene eine stark verminderte Expression in den HCC-Geweben und HCC-Zelllinien. Interessanterweise konnten Babitt und Kollegen (2006, 2007) bereits feststellen, dass eine **Dysfunktion von HJV** in der Leber zu einer verminderten Aktivierung des BMP Signalwegs und folglich zu einer geringeren Hepcidin Expression führt. Insgesamt betrachtet lässt dies vermuten, dass es im HCC durch den Verlust von HJV, trotz der hohen BMP Expressionsspiegel, zu einer verminderten Hepcidin Expression kommt.

Aufgrund der oben beschriebenen Beobachtungen, sollte im weiteren Verlauf dieser Arbeit die Beteiligung von HJV an der BMP-induzierten Hepcidin Expression im HCC untersucht werden. Dazu wurde die HCC-Zelllinie PLC mit einem HJV Expressionskonstrukt bzw. dem korrespondierenden Kontroll-Plasmid transfiziert und anschließend mit rekombinantem BMP4 behandelt. Wie erwartet zeigten die Kontroll-transfizierten PLC Zellen nach der Behandlung mit BMP4 eine nur schwache Induktion der Hepcidin Expression im Vergleich zu den unbehandelten Zellen. Im Gegensatz dazu konnte in HJV-transfizierten PLC Zellen eine wesentlich stärkere Induktion der Hepcidin Expression nach der Behandlung mit BMP4 detektiert werden. Diese sollte theoretisch der Expressionsstärke von Hepcidin in den PHHs nach der Behandlung mit BMP4 entsprechen, da HJV in letzteren noch endogen exprimiert wird. Dass dies nicht der Fall war, kann auf verschiedenen Ursachen beruhen. Zwar wurde der **Transfektion**serfolg der HCC-Zellen auf Basis einer ja/nein Entscheidung beurteilt, doch lag selbst bei erfolgreicher Transfektion die Transfektionseffizienz lediglich bei 40 Prozent. Es ist somit sehr gut vorstellbar, dass sich die abweichenden Effekte durch den Anteil an nicht-transfizierten Zellen ergeben. Weiterhin ist die Menge an HJV Expressionskonstrukt, welche transfiziert werden muss, um die physiologische Situation in den PHHs nachzuahmen, sehr schwer abzuschätzen. Diese muss zukünftig noch in Konzentrations-reihen ermittelt werden, um vergleichbare Effekte in den PHHs und den HJV-transfizierten Zellen detektieren zu können. Dennoch kann bereits aus den vorliegenden Untersuchungen geschlussfolgert werden, dass es durch die verringerte Expression von HJV in HCC-Zellen und die folglich kaum vorhandene BMP Ko-Rezeptor Aktivität, trotz erhöhter BMP-Spiegel im HCC-Gewebe nicht zu einer Induktion der Hepcidin Expression kommen kann.

Des Weiteren konnte in Analysen, welche nach Fertigstellung der vorliegenden Arbeit durchgeführt wurden, festgestellt werden, dass dieser regulatorische Mechanismus

4. Diskussion

möglicherweise nicht nur in tumorösen Lebergeweben eine Rolle spielt. Denn auch **zirrhotische Lebergewebe** wiesen bereits eine verminderte HJV Expression auf, wobei diese nicht so stark ausgeprägt war, wie in den tumorösen Geweben (Daten nicht gezeigt). Da sich, wie oben erwähnt, das hepatozelluläre Karzinom in 80% der Fälle aus einer Zirrhose entwickelt, ist meist ein Großteil der Leber bzw. des umgebenden Gewebes des HCCs zirrhotisch (Fattovich et al. 2004). Da dieses zirrhotische Gewebe bereits eine verminderte HJV Expression aufweist, findet vermutlich ebenfalls keine Induktion der Hepcidin Expression mehr statt, so dass generell eine verbesserte Eisenaufnahme ermöglicht wird (siehe unten).

4.3.2 Mechanismen zur Regulation der HJV Expression

Auf der Suche nach einem möglichen Mechanismus, über welchen die HJV Expression reguliert werden könnte, wurden computerbasierte Promotorstudien zur Identifikation von potentiellen Bindestellen für **Transkriptionsfaktoren** durchgeführt. Dabei konnte eine **HNF-1** („hepatocyte nuclear factor-1") Bindestelle im *hjv* Promotor identifiziert werden. Es ist bereits sehr lange bekannt, dass HNF-1 vermindert im HCC exprimiert wird, wobei die Expression dieses Transkriptionsfaktors mit dem jeweiligen Differenzierungsgrad der Zellen korreliert (Wang et al. 1998, Ishiyama et al. 2003). Erst Hellerbrand und Kollegen (2008) konnten jedoch bei Untersuchungen der Funktion und Regulation des Tumorsuppressors Melanoma inhibitory activity 2 (MIA2) feststellen, dass HNF-1 im Promotorbereich von *mia2* bindet. Folglich führt die verminderte Expression von HNF-1 im HCC zu einer verminderten Transkription von MIA2 und unterstützt so die Tumorprogression. Es wäre daher denkbar, dass auch HJV im HCC aufgrund des Verlusts von HNF-1 vermindert transkribiert wird. Allerdings zeigte die Transfektion der HCC-Zelllinien Hep3B und PLC mit einem HNF-1 Expressionskonstrukt keine Induktion der HJV Expression, was eine mögliche Regulation von HJV durch HNF-1 ausschließt.

Als eine weitere Ursache, durch welche die geringen HJV-Spiegel im HCC bedingt sein könnten, wäre die Überexpression eines transkriptionellen Repressors in transformierten Hepatozyten vorstellbar. Im hepatozellulären Karzinom zählt zu den best charakterisierten **Repressoren der Transkription Snail**, welcher verstärkt exprimiert wird und unter anderem durch die Hemmung der Expression des Zell-Zelladhäsionsmoleküls E-Cadherin die Progression des Karzinoms fördert (Sugimachi et al. 2003). Um eine mögliche Inhibierung von HJV durch die verstärkte Expression von Snail im HCC nachweisen zu können, wurden HCC-Zelllinien mit einem antisense Snail Konstrukt transfiziert. Durch das eingebrachte antisense Snail Konstrukt sollte die Repressor Funktion von Snail unterbunden werden, was

4. Diskussion

zu einer Induktion der HJV Expression führen hätte müssen. Doch auch hier zeigten qRT-PCR Analysen keine gesteigerte Expression von HJV. Weder der transkriptionelle Repressor Snail noch der Transkriptionsfaktor HNF-1 sind folglich in der Lage, die HJV Expression zu modulieren.

Weitere mögliche Mechanismen zur Hemmung der Gen-Expression umfassen vorliegende Hypermethylierungen in dessen Promotorbereich sowie Motive in der 3' UTR des zugehörigen Transkripts, welche eine RNA Instabilität bedingen. Dabei konnten **Hypermethylierungen** im Promotorbereich von HJV ausgeschlossen werden, da computerbasierte Analysen keinerlei CpG-Inseln aufzeigten. Interessanterweise konnten aber in der 3' untranslatierten Region des Hämojuvelin Transkriptes AU (Adenin/Uracil)-reiche Sequenzen (AREs) identifiziert werden, welche als mögliche Ursache für eine **mRNA Destabilisierung** beschrieben worden sind. Denn AREs steigern die Deadenylierungsrate und somit die mRNA Degradation. Letztere wird durch einen initialen Deadenylierungsschritt (Abbau des Poly-(A) Endes), das anschließende Decapping sowie dem Abbau der mRNA durch eine 5'→3' Exonuklease vermittelt (Chen und Shyu 1995, Mitchell und Tollervey et al. 2000). Weiterhin stellen AREs auch Bindungsstellen für diverse Proteine („ARE binding proteins", ARE-BP) dar, wobei je nach Interaktion mit dem entsprechenden ARE-BP sowohl die Destabilisierung als auch die Stabilisierung der mRNA begünstigt werden kann (Barreau et al. 2006).

Zur Untersuchung der mRNA Stabilität von HJV wurden PHH und HCC Zellen mit Actinomycin D, welches eine Inhibition der Gen-Transkription in den Zellen bewirkt, behandelt und anschließend die Halbwertszeit des HJV Transkriptes in den Zellen bestimmt. Bemerkenswerterweise konnte dabei eine geringere Halbwertszeit und somit eine höhere RNA Instabilität der HJV mRNA in den HCC-Zelllinien im Vergleich zu den PHHs festgestellt werden. Diese verminderte Stabilität des HJV Transkriptes ist eine mögliche Ursache für die kaum detektierbare HJV Expression im HCC. Allerdings fehlen für einen endgültigen Beweis noch Untersuchungen, in welchen HCC Zellen mit einem HJV Konstrukt ohne 3' UTR bzw. ohne AU-reiche Sequenzen transfiziert werden. Durch die daraus resultierende Stabilisierung der mRNA sollte auch in den HCC Zellen eine Halbwertszeit, vergleichbar zu der in den PHHs detektierten, erzielt werden können. Zudem bleibt vorerst unklar, welches ARE-BP an der Regulation beteiligt ist, was Gegenstand zukünftiger Untersuchungen sein wird.

Dennoch kann aufgrund der bisher erzielten Ergebnisse geschlussfolgert werden, dass vermutlich eine verstärkte Destabilisierung der HJV mRNA Ursache für die verminderte HJV Expression im HCC ist. Somit liegt im HCC keine normale Eisen-abhängige Induktion der Hepcidin Expression vor, bei welcher erhöhte BMP-Spiegel durch die Bindung an den BMP Ko-Rezeptor HJV zu einer verstärkten Expression von Hepcidin führt. Vielmehr verhindert der geringe HJV-Spiegel den Einfluss der starken BMP Expression auf die Hepcidin Expression. Da hierdurch eine Dysregulation des Eisenstoffwechsels im HCC identifiziert werden konnte, müssen publizierte Untersuchungen des physiologischen Eisenstoffwechsels in HCC-Zelllinien kritisch betrachtet werden. Sehr häufig werden in der Literatur HCC-Zelllinien anstelle von primären humanen Hepatozyten als Modell zur Untersuchung des Einflusses der BMPs auf die Hepcidin Expression verwendet. Truksa und Kollegen (2006) konnten in diesem Zusammenhang bereits feststellen, dass eine wesentlich höhere Konzentration an rekombinanten BMPs erforderlich ist, um in HCC-Zellen eine Induktion der Hepcidin Expression hervorzurufen, deren Stärke mit den Effekten in PHHs vergleichbar ist.

Durch die in der vorliegenden Arbeit durchgeführten Analysen konnte somit aufgezeigt werden, dass eine verminderte Expression von HJV im hepatozellulären Karzinom vorliegt. Wie weiterhin demonstriert werden konnte, erfolgt deshalb trotz der im HCC vorliegenden, verstärkten Expression von BMPs keine Induktion der Hepcidin Expression. Dies ist vermutlich der entscheidende Mechanismus, durch welchen HCC-Patienten, die erhöhte BMP-Expressionsspiegel aufweisen, vor dem Auftreten einer Anämie geschützt werden.

5. Materialien und Methoden

5.1 Materialien

5.1.1 Allgemeine Materialien

Amersham/ GE Healthcare Buchler GmbH & Co.KG, Braunschweig	[γ-^{32}P]-dATPs, 3.000 Ci/mmol, NICK™ Columns
BD Biosciences, Bedford, USA	Matrigel, Biocoat™ Matrigel Invasion Chamber, 8-Kammer Polystyrol Objektträger
BD Discovery Labware Falcon™, Boston, USA	Einmalartikel für Zellkultur
Behrens, Hamburg	Agar
BioRad, Richmond, USA	Immun-Blot™ PVDF Membran, Protean®XL size
BioWhittaker Molecular Applications, Rockland, USA	SeaKem® LE Agarose
Braun, Frankfurt am Main	Aqua injectabile
Carl Zeiss, München-Hallbergmoos	AxioCam, MR Grab Software
Clontech, Mountain View, USA	diverse Primer für die qRT-PCR
Dako, Hamburg	Envision™ Polymer Konjugat, DAB(+)-Lösung
DRG Instruments, Marburg	Hepcidin-Prohormon ELISA
GraphPad Software Inc., San Diego, USA	GraphPad Prism 4.03 Software

5. Materialien und Methoden

Invitrogen, Carlsbad, USA	Lipofectamine PLUS™ Reagent, Lipofectamine™ Reagent, RNAse H, SuperScript™ II Reverse Transcriptase Kit, SeeBlue® Plus2 Protein Standard, Ready-Load™ 100 bp und 1 kb DNA Ladder, pcDNA3 Vektor
Merck, Darmstadt	Hemacolor Fixierlösung, Farbreagenz rot / blau
Millipore, Eschborn	Einmal-Sterilfilter
Neuro Probe, Gaithersburg, USA	Polykarbonat Membranen für Boydenkammer (Porengröße 8µm)
New England Biolabs, Ipswich, USA	Restriktionsendonukleasen, NEBuffer für Restriktionsenzyme
Nunc, Wiesbaden	96-Well Platten für BCA Messungen
PAN Biotech GmbH, Aidenbach	Dulbeccos Modified Eagle Medium (DMEM), Fötales Kälberserum (FKS), Trypsin, PBS (phosphate buffered saline), Penicillin/ Streptomycin
Pierce / Peribo Science, Bonn	BCA Protein Assay Kit
Promega, Madison, USA	Dual-Luciferase® Reporter Assay System, pRL-TK Vektor, pGL3-basic und pGL3-control Vektor, TNT® Quick Coupled Transcription/ Translation Systems
Qiagen, Hilden	HiSpeed™ Plasmid MIDI Kit, RNeasy® Mini Kit, HiPerFect Transfektionsreagenz
R&D Systems, Minneapolis, USA	DuoSet® BMP4 ELISA
Riedel de Haen, Seelze	Ethanol, Methanol
Roche Diagnostics, Mannheim	Taq®-DNA Polymerase, RNAse A, LightCycler® Kapillaren, Restriktionsendonukleasen, Polynucleotidkinase, Ethidiumbromid, dN_6 Primer, XTT Reagenz

5. Materialien und Methoden

Roth, Karlsruhe	Roti®-Load 4x denaturierend
Sigma-Aldrich Chemie GmbH, München	Oligonukleotide, D(+)-Glukoselösung 45%, Acrylamid 30% und 40% Lösung, Bromphenolblau, Trypsin, BSA, TEMED, Ampicillin, DMSO, SDS, DTT, Ethidiumbromid, IPTG, Tween-20, alle nicht aufgeführten Chemikalien in p.a. Qualität
Stratagene, Heidelberg	Epicurian Coli® XL2-Blue MRF' ultrakompetente *Escherichia Coli* Zellen
Takara Bio Inc., Shiga, Japan	SYBR® Premix Ex Taq™ (Perfect Real Time)
VWR, Darmstadt	Kaiser's Glycerin Gelatine, Schnell-färbelösung 1, 2, 3 für Boydenkammer
Whatman International Ltd., Maidstode, England	Whatman 3MM Filterpapier, Nucleopore® Track-Etch Membrane
Zymed Laboratories Inc., San Francisco, USA	BCIP/NBT Substrate Kit

5.1.2 Geräte

Autoklaven

Tuttnauer/Systec, Wettenberg	Tischautoklav Modell 2540EL Autoklav 2540 EK

Blotapparaturen

Whatman Biometra, Göttingen	Minigel Twin, Fastblot B34
Bio-Rad Laboratories GmbH, München	Trans-Blot SD Semi-Dry Transfer Cell

Brutschränke

Heraeus, Hanau

Zellinkubator CO_2-Auto Zero
Begasungsbrutschrank BB6220
CO_2-Inkubator HeraCell 240

Gelelektrophoreseapparaturen

BioRad, München

Wide Mini Sub® Cell GT

Heiz- und Kühlblöcke

Eppendorf, Hamburg

Thermomixer 5436
Thermomixer comfort
Thermomixer compact

Mikroskope

Leica Microsystems CMS, GmbH, Bensheim

DM IL Type 090-135.001

Carl Zeiss, München-Hallbergmoos

Axiovert 10, Axiovert 200, ICM 405

Spannungsgeräte

Amersham Pharmacia Biotech,
Little Chalfont, England

Electrophoresis Power Supply 1001
Electrophoresis Power Supply 301

BioRad, München

PowerPac Basic, PowerPac HC

Sterilwerkbänke

Heraeus, Hanau

LaminAir HB 2448, HeraSafe KS18

5. Materialien und Methoden

Thermocycler

MJ Research, Waltham, USA	Peltier Thermal Cycler PTC-200
Roche Diagnostics, Mannheim	LightCycler® II

Waagen

Sartorius, Göttingen	R160P, L2200S

Zentrifugen

Eppendorf, Hamburg	Centrifuge 5810R, 5415D; MiniSpin Plus
Hereaeus, Hanau	Biofuge 13, Biofuge 22R, Megafuge 1.0
Kisker, Steinfurt	Tischzentrifuge
Roche Diagnostics, Mannheim	LC Carousel Centrifuge

Sonstige Geräte

Bachofer, Reutlingen	UV-Transilluminator IL 350 K, 254nm
Bandelin, Berlin	SONOPLUS Ultraschall-Homogenisator HD2070, MS 72 Mikrospitze aus Titan
Berthold, München	Luminometer Lumat LB 9507 Geiger-Zähler LB124
Bühler, Edmund, Tübingen	Schüttler SM 25
Eastman Kodak, Rochester, USA	Entwickler X-Omat 2000 Processor

Heidolph, Kehlheim	Magnetrührer MR 2000 MR 2002 Vortexer REAX 2000
IKA-Labortechnik, Staufen	Schüttler IKA-Vibrax VXR
Molecular Devices GmbH, München	ELISA-Reader (Emax precision microplate reader)
MWG Biotech, Ebersberg	Geldokumentationssystem 2001i
Peqlab Biotechnologie GmbH, Erlangen	Nanodrop® ND-1000-UV/Vis Spektralphotometer
Savant, New York, USA	Speedvac Concentrator SC 110
WTW, Weilheim	pH-Meter pH522
Xenox, Niersbach	Stab-Homogenisator 40/E

5.1.3 Bakterienstämme

Epicurian Coli® XL2- Blue MRF' (Stratagene, Heidelberg)	ultrakompetente *Escherichia coli* Zellen

5.1.4 Säugetierzelllinien

<u>Humane hepatozelluläre Karzinomzelllinien:</u>

PLC   ATCC-Nr.: CRL-8024

Hep3B   ATCC-Nr.: HB-8064

Die Zelllinen sind in der American Type Culture Collection (ATCC) hinterlegt und wurden von dieser Zellbank bezogen.

5. Materialien und Methoden

Primäre Leberzellen:

PHH   Primäre humane Hepatozyten

mKZ   Primäre murine Kupfferzellen

mHSZ Primäre murine hepatische Sternzellen

mHEP Primäre murine Hepatozyten

Die isolierten humanen Hepatozyten wurden von PD Dr. Thomas Weiss (Zentrum für Leberzellforschung Universitätsklinikum Regensburg) zur Verfügung gestellt (siehe 5.2.4.4). Die murinen Leberzellen (KZ, HSZ, Hep) wurden von Dr. Christoph Dorn (Innere Medizin I, Abteilung Experimentelle Hepatologie, Universitätsklinikum Regensburg) isoliert (siehe 5.2.4.5).

Humane Endothelzellen:

HMEC-1 Immortalisierte mikrovaskuläre Endothelzelllinie
(Ades et al. 1992)

5.1.5 Gewebeproben

Humanes Lebergewebe und Gewebe des hepatozellulären Karzinoms (HCC):

Normales humanes Lebergewebe und HCC- bzw. dazu korrespondierendes nicht-neoplastisches Lebergewebe stammte von Patienten, welche partiell hepatektomiert oder lebertransplantiert wurden. Nach makroskopischer Untersuchung durch einen Pathologen wurden die Proben sofort für die jeweiligen Experimente aufgearbeitet oder in flüssigem Stickstoff eingefroren und bei -80 °C gelagert.
Die Verwendung des Patientenmaterials erfolgte nach den Richtlinien der Ethik-Kommission des Klinikums der Universität Regensburg.

Murines Leber- und Darmgewebe:

Die in den *ex vivo* Behandlungen eingesetzten murinen Gewebeproben stammten von 129Sv/Ev Wildtyp Mäusen (BMP6$^{+/+}$). Die Mäuse wurden freundlicherweise vom Robertson Laboratorium (Abteilung für Molekular- und Zellbiologie, Harvard Universität, Cambridge) zur

Verfügung gestellt und von Dr. Stephanie Arndt (Molekulare Pathologie, Universitätsklinikum Regensburg) gezüchtet und präpariert. Die Verwendung der Gewebe erfolgte sofort nach der Entnahme aus den Mäusen, wobei in den *ex vivo* Behandlungen standardisiert jeweils 0,05 g Lebergewebe oder 0,025 g Darmgewebe eingesetzt wurden. Die Inkubationen der Gewebestücke mit den entsprechenden Reagenzien (siehe 5.1.8), erfolgten für 1 Stunde (RNA-Analytik) und 4 Stunden (Protein-Analytik) bei Raumtemperatur im Dunkeln.

Für die *in vivo* Untersuchungen wurden zusätzlich BMP6 Knockout Mäuse ($BMP6^{-/-}$) verwendet, welche ebenfalls vom Robertson Laboratorium (siehe oben) zur Verfügung gestellt wurden. Sowohl für die Versuche, in welchen den Tieren verschiedene Eisen-haltige Futtermittel gefüttert wurden (Dauer 3 Wochen) als auch für die Injektion von Eisen in die Tiere (einmalige Injektion, Inkubationszeit 4-8 Stunden) wurden Mäuse im Alter von 2 bis 3 Monaten verwendet. Die erforderlichen Gewebe wurden sofort nach Ende der Behandlung entnommen, fotografiert und entsprechend der geplanten Analysen aufgearbeitet.

Die Untersuchungen erfolgten in Zusammenarbeit mit Frau Dr. Stephanie Arndt, wobei sie alle *in vivo* Analysen durchgeführt hat.

5.1.6 Vektoren

<u>pcDNA3</u>

Der pcDNA3 Vektor (Invitrogen, Carlsbad, USA) gewährleistet durch die Verwendung eines CMV (Cytomegalovirus) Promotors eine konstitutive Expression einklonierter Gensequenzen in Säugetierzelllinien.

<u>pCMX-PL1</u>

Der pCMX-PL1 Vektor ist ein Expressionskonstrukt bestehend aus den Vektoren pUC 19 und CDM8.

<u>pCMX-PL2-Flag</u>

Der pCMX-PL2 Vektor ist ebenfalls ein Expressionskonstrukt, welches aus den Vektoren pUC 19 und CDM8 besteht und zusätzlich eine Flag Erkennungssequenz enthält (Umesono, 1991, Cell).

<u>pGL3-basic</u>

Der pGL3-basic Vektor (Promega, Madison, USA) ist ein Reportervektor, der eine multiple Klonierungsstelle (MCS, multiple cloning site) zur Insertion eines Promotors besitzt. Zur

Bestimmung der transkriptionellen Aktivität des Promotors enthält der Vektor hinter der MCS ein *luziferase* Gen der Feuerfliege (*Photinus pyralis*), welches als Reportergen dient.

pRL-TK

Zur Kontrolle der Transfektionseffizienz bei der Durchführung von Luziferase Assays wird der kommerziell erhältliche pRL-TK Vektor (Promega, Madison, USA) zusammen mit dem eigentlichen Reporter-Plasmid kotransfiziert. Der pRL-TK Vektor enthält ein modifiziertes *luziferase* Gen, welches aus *Renilla reniforis* isoliert wurde, unter der Kontrolle eines HSV-TK (*Herpes simplex* Virus-Thymidinkinase) Promotors.

BMP4 Promotor-Reporterkonstrukt

Für das BMP4 Promotor-Reporterkonstrukt wurde ein 625 bp großes Fragment (mit HRE (hypoxia-responsive element) und Ets-1 Bindestellen) des humanen *bmp4* Promotors vor das *luziferase* Gen in den pGL3 basic Reportervektor kloniert.
Dieses Konstrukt wurde freundlicherweise von Herrn Dr. Markus Moser (Max-Plank-Institut für Biochemie, Martinsried) zur Verfügung gestellt.

BMP4 antisense (asBMP4) Konstrukt

Für das antisense BMP4 Konstrukt wurde ein 670 bp großes Fragment des humanen *bmp4* Gens mittels RT-PCR amplifiziert und revers über Eco RI Schnittstellen in das pCMX-PL1 Plasmid unter der Kontrolle eines CMV Promotors einkloniert (Rothhammer et al. 2005).

Reporterkonstrukt zur Bestimmung der Ets-1 Aktivität

Für das Ets-1 Reporterkonstrukt (zur Aktivitätsbestimmung) wurde die Sequenz 5'-GATCTCGAGGAAGTGACTAACTGAGCACAGTCGA-3' mit der Ets-1 Bindungsstelle dreimal über PvuII und HindIII Schnittstellen in den PTKFLUC Vektor, welcher ein *luziferase* Gen enthält einkloniert.
Dieses Konstrukt wurde freundlicherweise von Herrn Prof. Dr. F. Soncin (Institut de Biologie de Lille) zur Verfügung gestellt.

Ets-1 Expressionskonstrukt und Ets-1 antisense (asEts-1) Konstrukt

Für das Ets-1 Expressionskonstrukt wurde die humane Ets-1 cDNA Sequenz full length in einen pcDNA3 Vektor einkloniert. Für das antisense Ets-1 Konstrukt wurde ebenfalls die full length Sequenz verwendet, allerdings wurde diese hierbei revers einkloniert (Rothhammer et al. 2004).

5. Materialien und Methoden

Expressionskonstrukt für dominant negatives HIF-1α (dnHIF-1α)

Das dominant negative HIF-1α Expressionskonstrukt enthält eine bHLH (basic-helix-loop-helix) und eine PAS (Per-ARNT-Sim) Domäne, welche für die Bindung an die HRE (HIF responsive element) Sequenz wichtig sind. Da aber keine Transaktivierungsdomäne vorhanden ist, erfolgt keine Initiation der Transkription.
Dieses Konstrukt wurde freundlicherweise von Frau Dr. Christina Warnecke (Abteilung für Nephrologie und Hypertensiologie, Universitätsklinikum Erlangen) zur Verfügung gestellt.

HIF-1α und HIF-1β Expressionskonstrukt

Für das HIF-1α und HIF-1β Expressionskonstrukt wurde die jeweilige humane cDNA Sequenz full length in einen pcDNA3 Vektor einkloniert.
Dieses Konstrukt wurde ebenfalls freundlicherweise von Frau Dr. Christina Warnecke zur Verfügung gestellt.

Hemojuvelin (HJV) Expressionskonstrukt

Das Hemojuvelin Expressionskonstrukt wurde durch Einklonieren der HJV full-length cDNA Sequenz in einen p3XFLAG-CMV9 Vektor (Sigma-Aldrich, München) generiert.
Dieses Konstrukt wurde freundlicherweise von Herrn Prof. Dr. Herbert Y. Lin (Abteilung für Nephrologie, Harvard Medical School, Boston) zur Verfügung gestellt.

HNF-1 Expressionskonstrukt

Für das HNF-1 Expressionskonstrukt wurde die full length Sequenz der HNF-1 cDNA in einen pcDNA3 Vektor einkloniert.
Dieses Konstrukt wurde freundlicherweise von Herrn Prof. Dr. Gerd Kullak-Ublick (Abteilung Molekulare Gastroenterologie und Hepatologie, Universitätsklinikum Zürich) zur Verfügung gestellt.

Snail antisense (asSnail) Konstrukt

Ein 355 bp großes Fragment der Snail cDNA wurde in antisense Orientierung in einen pcDNA3 Vektor unter der Kontrolle eines CMV Promotors einkloniert.
Dieses Konstrukt wurde freundlicherweise von Herrn Prof. Dr. Antonio Garcia de Herreros (Abteilung Biochemie und Molekulare Biologie, Barcelona) zur Verfügung gestellt.

5.1.7 Oligonukleotide

Die verwendeten Oligonukleotide wurden von den Firmen Sigma-Aldrich (München) oder Clontech (Mountain View, USA) synthetisiert. Es wurde eine 100 µM Stammlösung der Oligonukleotide durch Lösen in ddH$_2$O hergestellt und bei –20 °C gelagert. Für den Einsatz in der RT-PCR oder qRT-PCR (quantitative Real-Time PCR) wurden die entsprechenden Primer auf eine Konzentration von 20 µM verdünnt.

5.1.7.1 Primer für Expressionsanalysen

Name	Nukleotidsequenz	
	forward Primer	reverse Primer
hβ-Aktin	5'- CTACGTGGCCCTGGACTTCGAGC -3'	5'- GATGGAGCCGCCGATCCACACGG -3'
hALK2	5'- GCCTGGAGCATTGGTAAGC -3'	5'- CTGCCCACAGTCCTTCAAG -3'
hBMP4	5'- GATTCCCGTCCAAGCTATC -3'	5'- TCCATGATTCTTGACAGCC -3'
hBMP6	5'- AAGGCTGGCTGGAATTTGACATCACG -3'	5'- GGTAGAGCGATTACGACTCTGTTGTC -3'
hCD31	5'- ATTCAGAAGGACAAGGCGAT -3'	5'- GAAGATTCCAGTTCGGGCT -3'
hHepcidin	5'- CAAGCTCAAGACCCAGCAGTG -3'	5'- CTACGTCTTGCAGCACATCCC -3'
hHJV	5'- GCTAACCCTGGGAACCATGTG -3'	5'- CCCAACACAGAGCTGCAGGT -3'
hHNF-1	5'- CCTGTCCCAACACCTCAACAA -3'	5'- TCTCTCGCTCCTCCTTGCTA -3'
hSnail	5'- AGGCCCTGGCTGCTACAAG -3'	5'- ACATCTGAGTGGGTCTGGAG -3'
mβ-Aktin	5'- TGGAATCCTGTGGCATCCATGAAAC -3'	5'- TAAAACGCAGCTCAGTAACAGTCCG -3'
mBMP6	5'- TCCCACATCAACGACACCA -3'	5'- TCCCCACCACACAGTCCTTG -3'
mHAMP	5'- CTGAGCAGCACCACCTATCTC -3'	5'- TGGCTCTAGGCTATGTTTTGC -3'

Die Abkürzung „h" steht für human, wohingegen „m" murine Primer kennzeichnet.

5.1.7.2 Primer für EMSA (Electrophoretic Mobility Shift Assay)

Name	Nukleotidsequenz	
	forward Primer	reverse Primer
HRE-BMP4	CCTCCGCACGTGGTCCCCAGGTGAGCC	GGCTCA CCTGGGGACCACGTGCGGAGG

- 99 -

5. Materialien und Methoden

5.1.7.3 Small interfering RNA (siRNA)

Die gegen BMP4 gerichteten siRNAs (siBMP4_1, siBMP4_2) sowie die dazugehörige Negativ-Kontroll siRNA wurden von der Firma Qiagen (Hilden) bezogen.

Name	Target-Sequenz
siBMP4_1	CAGCAGCATCCCTGAGAACGA
siBMP4_2	GCGAGCCATGCTAGTTTGATA

5.1.8 Substanzen zur Stimulation von Zellen *in vitro* und Geweben *ex vivo*

5.1.8.1 Rekombinante Proteine

Proteine	Lösungsmittel	Stocklösung	eingesetzte Konzentration	Bezugsquelle
hBMP2	Natrium-Acetatlösung (50mM) pH 5,0	50 ng/ml	100 ng/ml	R&D Systems, Minneapolis, USA
hBMP4	4mM HCl + 0,1% BSA	25 ng/ml	50-100 ng/ml	R&D Systems, Minneapolis, USA
hBMP6	4mM HCl + 0,1% BSA	100 ng/ml	50-100 ng/ml	R&D Systems, Minneapolis, USA
hBMP9	4mM HCl + 0,1% BSA	25 ng/ml	100 ng/ml	R&D Systems, Minneapolis, USA

5.1.8.2 Chemische Reagenzien

Reagenzien	Lösungsmittel	Stocklösung	eingesetzte Konzentration	Bezugsquelle
Actinomycin D	DMSO	5 mg/ml	7,5 µg/ml	Sigma-Aldrich, München
2,2'-Dipyridyl	ddH$_2$O	0,16 mg/ml	100 µM	Sigma-Aldrich, München
Eisensulfat	PBS	0,28 mg/ml	50 µM	Sigma-Aldrich, München
Holo-Transferrin	PBS	2 mg/ml	50 µM	Sigma-Aldrich, München

5.1.9 Substanzen zur Injektion oder Fütterung *in vivo*

5.1.9.1 Injektionen

Substanz	Lösungsmittel	Stocklösung	eingesetzte Konzentration	Bezugsquelle
Dextran	PBS	20% (w/w)	1%ige Lösung (ca. 100 µl)	Sigma-Aldrich, München
Eisendextran	PBS	50 mg/ml	0,2 g Eisen/kg Körpergewicht	CosmoFer, Kirchzarten

5.1.9.2 Futtermittel

Bezeichnung	Anreicherung	Konzentration	Bezugsquelle
Standard Futter	-	200 mg Eisen/kg	Ssniff, Soest
Eisen-reiches Futter	Eisencitrat, -fumarat, -sulfat, -glukonat	7,5 g Eisen/kg	Ssniff, Soest
Eisen-defizientes Futter	-	< 6-8 mg Eisen/kg	Ssniff, Soest

5.1.10 Antikörper

5.1.10.1 Primäre Antikörper

Antikörper	Verdünnung WB	Verdünnung IH	Firma
β-Aktin	1:5.000	-	Sigma-Aldrich, München
BMP4 (Ab31165)	-	1:50	Abcam, Cambridge, USA
BMP6 (sc-27408)	1:500	1:50	Santa Cruz Biotechnology, Heidelberg
CD31 (M0823)	-	1:20	Dako, Hamburg
HIF-1 α (100-449)	1:500	-	Novus Biologicals, Littleton, USA
HJV (AF3720)	1:2.000	1:20	R&D Systems, Minneapolis, USA

Die Abkürzung „WB" steht für Western Blot, „IH" für Immunhistochemie.

5.1.10.2 Sekundäre Antikörper

Antikörper WB	Verdünnung	Firma
anti-goat (AP)	1:5.000	Chemicon, Hofheim
anti-mouse (AP)	1:4.000	Chemicon, Hofheim
anti-rabbit (AP)	1:2.000	Chemicon, Hofheim
Antikörper IH	**Verdünnung**	**Firma**
anti-goat (HRP)	1:20 / 1:50	Sigma-Aldrich, München
anti-mouse (Biotin)	1:50 (*i-view*™ DAB)	Ventana Medical System, Tucson, USA
anti-rabbit (HRP)	1:50 (Envision™)	Dako, Hamburg

Die Abkürzung „AP" steht für Alkaline Phosphatase, „HRP" für Horseradish Peroxidase konjungierte Antikörper und „Biotin" für biotinylierte Antikörper.

5.1.11 Medien, Antibiotika, Puffer und Lösungen

5.1.11.1 Medien zur Anzucht von *E.coli* und Säugetierzellkulturen

Luria Bertani Medium

10 g/l Trypton
5 g/l Hefeextrakt
10 g/l NaCl

Substanzen wurden in ddH$_2$O gelöst und autoklaviert

Für Platten: + 15 g/l Agar

(Zugabe vor dem Autoklavieren)

Zur Selektion: + 100 µg/ml Ampicillin

DMEM (Dulbeccos Modified Eagle Medium) High Glucose

DMEM (PAN Biotech GmbH (Aidenbach))

Zusätze: 10% (v/v) FKS
0,1% (w/v) Penicillin/Streptomycin (P/S)
3,7 ml/500ml D(+)-Glucose solution 45%

Hepatozyten-Medium

DMEM (PAN Biotech GmbH (Aidenbach))

5. Materialien und Methoden

	Zusätze:	10% (v/v) FKS
		7,3 ng/ml Glucagon
		4,38 µg/ml Insulin
		0,8 µg/ml Hydrocortison
		100 µg/ml Penicillin/Streptomycin (P/S)
		2 mM L-Glutamin

Einfriermedium 50 ml DMEM (mit 10% FKS)
(pro 100 ml) 30 ml FKS
 20 ml DMSO

5.1.11.2 Antibiotika

Ampicilin-Stammlösung (500x)   50 mg/ml in ddH$_2$O (Lagerung bei -20°C)

5.1.11.3 Puffer und Lösungen

5.1.11.3.1 <u>Lösungen für Colony-Forming Assay (anchorage independent growth assay)</u>

1xMEM Nährlösung   0,25 g DMEM Pulver   (0,5 g für 2xMEM)
 0,88 g Natriumbicarbonat   (1,8 g für 2xMEM)
 in 20 ml ddH$_2$O lösen   (40 ml für 2xMEM)
 0,25 ml nicht-essentielle Aminosäuren (0,5 ml für 2xMEM)
 auf 25 ml mit ddH$_2$O auffüllen pH 7,2
 sterilfiltrieren

0,5% Grundagar   5,4 ml 1xMEM
 4,5 ml 2xMEM
 3,6 ml FKS
 4,5 ml Agar (2% (w/v)) aufkochen, anschließend ins Wasserbad
 im Wasserbad Grundagar auf 45°C halten

0,3% Topagar   0,6 ml Grundagar
(pro well)   0,4 ml Zellsuspension (in 1xMEM)

5.1.11.3.2 Lösungen für die Isolierung von Kernproteinen und Puffer bzw. Gel für EMSA (Electrophoretic Mobility Shift Assay)

Kernpräparation Puffer I
10 mM HEPES-NaOH pH 7,9
10 mM KCl
0,1 mM EDTA pH 8,0
0,1 mM EGTA pH 8,0

Kernpräparation Puffer II
20 mM HEPES-NaOH pH 7,9
0,4 M NaCl
1mM EDTA pH 8,0
1mM EGTA pH 8,0

EMSA Bindungsassay-Mix
(für 20 Ansätze)
100 µl HEPES-NaOH pH 7,9
28,7 µl Glycerol 87% (v/v)
2,8 µl DTT 1M
5 µl $MgCl_2$
5 µl EDTA 100 mM
1,5 µl NP40 10% (v/v)
125 µl KCl 200 mM (nur für „in-vitro Translatate" 5.2.3.2)
128 µl ddH_2O (ohne KCl: 253 µl ddH_2O)

EMSA Laufpuffer
60 ml 5xTBE Puffer
3 ml NP40 10% (v/v)
ad 1000 ml ddH_2O

TBE 5x Puffer
445 mM Tris
445 mM H_3BO_3
1 mM EDTA

Shift-Polyacrylamidgel
(für 100 ml Gel)
16,6 ml Acrylamid 30% (v/v)
6 ml 5xTBE Puffer
8,4 ml Glycerol 30% (v/v)
75 µl TEMED
300 µl APS
68,6 ml ddH_2O

5.1.11.3.3 Lösungen für die Agarose-Gelelektrophorese (DNA-Auftrennung)

TAE (50x)
2 M Tris/Acetat pH 8,0
50 mM EDTA

DNA-Agarosegel
1-2% (w/v) Agarose, gelöst in TAE (1x)

DNA-Gel-Ladepuffer (10x)
0,25% (w/v) Bromphenolblau
0,25% (w/v) Xylencyanol
40% (v/v) Saccharose

Ethidiumbromidlösung
0,04% (w/v) Ethidiumbromid in ddH_2O

5.1.11.3.4 Lösungen zur Isolierung von Gesamtprotein

RIPA Puffer
50 mM Tris-HCl, pH 7,5
150 mM NaCl
1% (w/v) Nonidet® P40
0,5% (w/v) Natriumdesoxycholat
0,1% (w/v) SDS
Protease Inhibitoren (Complete mini EDTA-frei;
    Roche, Mannheim)

HIF-RIPA Puffer
10 mM Tris-HCl, pH 6,8
5 mM DTT (Zugabe unmittelbar vor der Verwendung)
6,65 M Harnstoff
10% (v/v) Glycerol
1% (w/v) SDS
Protease Inhibitoren (Complete mini EDTA-frei;
    Roche, Mannheim)

5.1.11.3.5 Lösungen und Gele für die SDS-Polyacrylamid-Gelelektrophorese (Proteinauftrennung)

SDS-PAGE-Laufpuffer	25 mM Tris/HCl pH 8,5
	200 mM Glycin
	0,1% (w/v) SDS
12,5%-Trenngel	31,25% (v/v) Acrylamid:Bis 40%
	37,5% (v/v) Tris pH 8,8 (1 M)
	0,1% (v/v) SDS
	0,05% (v/v) APS
	0,05% (v/v) TEMED
4%-Sammelgel	10% (v/v) Acrylamid:Bis 40%
	12% (v/v) Tris pH 6,8 (1 M)
	0,1% (v/v) SDS
	0,05% (v/v) APS
	0,05% (v/v) TEMED

5.1.11.3.6 Lösungen für Western Blot

Western Blot-Transferpuffer	10% (v/v) Methanol
	25 mM Tris
	190 mM Glycin
PBS (10x)	80 g/l NaCl
	2,0 g/l KCl
	14,4 g/l Na_2HPO_4
	2,4 g/l KH_2PO_4
	mit HCl auf pH 7,4 einstellen, autoklavieren
	für PBS/T: + 0,2% (v/v) Tween20
Blockierungslösung	3% (w/v) BSA in PBS (β-Aktin Antikörper);
	3% (w/v) BSA in TBS (BMP4, BMP6 Antikörper)

5.1.11.3.7 Sonstige Puffer und Lösungen

PBS (für die Zellkultur)   PAN Biotech GmbH (Aidenbach)

RNAse A Lösung   10 mM Tris/HCl pH 7,0
                                                10 mg/ml RNAse A

5.2 Methoden

Sämtliche molekularbiologische Arbeiten sowie Arbeiten mit Bakterien und Säugetierzellen wurden unter Verwendung steriler Gefäße und steriler Lösungen durchgeführt. Alle Zellkulturarbeiten wurden unter einer Sterilwerkbank ausgeführt. Experimente, bei welchen nicht explizit Reaktionstemperaturen angegeben werden, fanden bei Raumtemperatur statt.

5.2.1 Allgemeine Methoden

5.2.1.1 Arbeiten mit *Escherichia coli*

5.2.1.1.1 Kultivierung

Der E.coli (*Escherichia coli*) Bakterienstamm XL2-blue (Stratagene, Heidelberg) wurden je nach Verwendungszweck auf festen Nährböden oder in Flüssigmedien kultiviert (siehe 5.1.11.1). Zur Selektion der transformierten Bakterien wurde ein Antibiotikum (Ampicillin) zugegeben, dass nur den Bakterien mit dem entsprechenden Resistenzgen im Plasmid die Vermehrung ermöglicht. Das Ausplattieren der Bakteriensuspension erfolgte mit einem sterilen Trigalsky Spatel auf einer Agarplatte, wohingegen das Animpfen einer Flüssigkultur durch das Picken einer Kolonie mit einer sterilen Spitze erfolgte. Die Inkubation von Nährplatten erfolgte über Nacht bei 37°C im Brutschrank, die Inkubation von flüssigen Kulturen auf einem Bakterienschüttler bei 37°C und 250 Upm.

5.2.1.1.2 Transformation

Zur Transformation kompetenter *E. coli* Zellen wurden je 100 ng Plasmid-DNA zu 100 µl chemisch kompetenten Zellen gegeben. Die Reaktionsmischung wurde 30 Minuten auf Eis inkubiert und dabei gelegentlich durch leichtes Schütteln durchmischt. Um die Plasmidaufnahme ins Zellinnere zu ermöglichen, wurden die Zellen für 60 Sekunden einem

Hitzeschock bei 42°C ausgesetzt. Anschließend wurden die Bakterien eine Minute auf Eis abgekühlt. Es wurde 500 µl LB Medium pro Ansatz zugegeben und der Ansatz wurde für 60 Minuten bei 37°C unter Schütteln im Heizblock inkubiert. Die Bakterienzellen wurden dann 5 Minuten bei 4.000 Upm (1.200 g; Raumtemperatur) abzentrifugiert, der Überstand dekantiert und die Bakterien im verbleibenden Medium resuspendiert. Anschließend wurde die Bakteriensuspension auf Agarplatten, versetzt mit dem entsprechenden Selektionsantibiotikum, ausplattiert und 16 Stunden im Brutschrank bei 37°C inkubiert.

5.2.1.1.3 Isolierung von Plasmid DNA (Midi-Präparation)

Die Isolierung von Plasmid-DNA aus *E. coli* Zellen erfolgte nach dem Prinzip der alkalischen Lyse. Für die Isolierung größerer Mengen Plasmid-DNA (bis 250 µg, Midi-Präparation) wurde zuerst eine Vorkultur angesetzt. Dafür wurden 5 ml steriles LB Medium mit Selektionsantibiotikum versetzt, mit einer Einzelkolonie angeimpft und 16 Stunden bei 37°C (250 Upm) auf dem Bakterienschüttler angezogen. Anschließend wurden 50 ml steriles LB Medium (mit Selektionsantibiotikum) mit 50 µl Bakteriensuspension aus der Vorkultur angeimpft und über Nacht bei 37°C auf dem Schüttelinkubator herangezogen. Die eigentliche Plasmidisolierung (5.2.3.1) erfolgte mit dem HiSpeed™ Plasmid Midi Kit der Firma Qiagen (Hilden) entsprechend der Anleitung. Die Plasmid-DNA wurde mit 500 µl ddH$_2$O eluiert und bei -20°C gelagert. Die Ausbeuten lagen etwa bei 200 bis 400 µg Plasmid-DNA pro 50 ml Bakterienkultur.

5.2.2 Nukleinsäure Analytik

5.2.2.1 Polymerase Kettenreaktion (PCR)

Zur Amplifikation spezifischer DNA-Fragmente wurde die Polymerase Kettenreaktion genutzt. Die Reaktion erfolgte in einem Volumen von 50 µl unter Verwendung des folgenden Reaktionsansatzes:

5 µl	10x PCR-Puffer
0,5 µl	dNTP Mix (jedes Nukleotid 10 mM)
1,0 µl	Primer forward (20 µM)
1,0 µl	Primer reverse (20 µM)
10 ng	Template-DNA
0,5 µl	*Taq*-DNA-Polymerase (5 U/µl)
ad 50 µl	ddH$_2$O

Die Reaktion wurde in einem Peltier Thermal Cycler PTC-200 (MJ Research, Waltham, USA) mit beheizbarem Deckel durchgeführt, um Verdunstungen zu vermeiden. Der Ansatz wurde zur Amplifikation folgendem Standardprogramm unterzogen:

1. Initiale Denaturierung: 5 min 94 °C
2. Denaturierung: 30 sec 94 °C
3. Annealing: 1 min 55-68 °C   (35 Zyklen)
4. Elongation: 1-5 min 72 °C

In Abhängigkeit von der Nukleinsäuresequenz der verwendeten Primer (Oligonukleotide, siehe 5.1.7.1) wurden die Annealing-Temperatur und die Dauer des Elongationsschrittes den Erfordernissen angepasst.

Zur Überprüfung des Erfolges der PCR wurden 5-10 µl des PCR-Produktes mit Auftragspuffer (5.1.11.3.3) versetzt. Anschließend erfolgte die Auftrennung des Produktes im Agarosegel und Visualisierung der Banden mit Ethidiumbromid (5.1.11.3.3).

5.2.2.2 Spaltung von DNA mit Restriktionsendonukleasen

Die Spaltung von DNA Strängen durch Restriktionsendonukleasen zu analytischen Zwecken erfolgte in einem Gesamtvolumen von 10 µl mit etwa 0,5 µg Plasmid-DNA, 5 Units des entsprechenden Enzyms (von Roche Diagnostics, Mannheim oder NEB, Ipswich, USA; siehe 5.1.1) und 1 µl des vom Hersteller empfohlenen 10x Reaktionspuffers. Die Ansätze wurden für 1-2 Stunden bei optimaler Reaktionstemperatur der jeweiligen Restriktionsendonuklease inkubiert und anschließend mittels Agarose-Gelelektrophorese (5.2.2.3) aufgetrennt.

5.2.2.3 Agarose-Gelelektrophorese von DNA

Die Auftrennung von DNA-Fragmenten für analytische Zwecke erfolgte mittels Agarose-Gelelektrophorese. In Abhängigkeit von der Größe der aufzutrennenden DNA-Fragmente wurden für die Gel-Herstellung 0,8 bis 2% Agarose in 1xTAE-Puffer aufgekocht und ausgegossen. Die Proben wurden im Verhältnis 1:10 mit Auftragspuffer versetzt (siehe 5.1.11.3.3) und nach dem Aushärten des Gels in die Geltaschen pipettiert. Die Auftrennung erfolgte bei einer konstanten Spannung von 10 Volt pro Zentimeter Gel-Länge. Die DNA wurde durch 10 bis 20 minütige Inkubation, in 0,04% (w/v) Ethidiumbromid-Lösung (5.1.11.3.3) und anschließender Anregung mittels UV-Lichts visualisiert. Die Größe der Fragmente wurde durch den Vergleich mit verschiedenen DNA-Größenstandards (100 bp bzw. 1 kb Standard, 5.1.1) bestimmt.

5.2.2.4 Konzentrationsbestimmung von DNA- und RNA-Lösungen

Die Konzentration gelöster Nukleinsäuren wurde photometrisch durch Messung der UV-Absorption bei einer Wellenlänge von 260nm, mit dem NanoDrop® ND-1000 UV/VIS-Spektralphotometer (Peqlab, Erlangen) bestimmt. Für optische Dichten < 1 gilt dabei näherungsweise folgender linearer Zusammenhang:

1 OD_{260nm} Einheit = 50 µg/ml ds DNA (doppelsträngige DNA) oder 40 µg/ml RNA

5.2.2.5 Isolierung von RNA aus Säugetierzellen und Geweben

Die RNA Isolierung wurde mit Hilfe eines RNeasy® Mini Kit der Firma Qiagen (Hilden) durchgeführt. Zellen wurden bei einer Konfluenz von 80% mit PBS gespült und anschließend mit einem Zellschaber oder mit einer Trypsin (0,05% (w/v) / EDTA Lösung 0,02% (w/v) von der Oberfläche des Kulturgefäßes abgelöst. Anschließend wurden die Zellen bei 3.000 Upm (600 g) in der Tischzentrifuge pelletiert. Das Zellpellet wurde in 350 µl RNA Lysepuffer re-suspendiert bzw. lysiert und wurde nach Anleitung des Herstellers aufgereinigt.

Zur Isolierung von RNA aus Gewebe wurden Gewebestücke (ca. 0,05 g) in jeweils 700 µl Lysepuffer mit einem Stab-Homogenisator (Xenox, Niersbach) aufgeschlossen und über eine QIAShredder-Säule (Qiagen) aufgereinigt. Aus dem Eluat wurde die RNA analog zur RNA Isolierung aus kultivierten Zellen aufgereinigt. Die mit ddH_2O eluierte RNA wurde bei -20°C gelagert.

5.2.2.6 Reverse Transkription

Das Umschreiben von mRNA in komplementäre cDNA erfolgte unter Verwendung von jeweils 1 µg Total-RNA, die aus Zelllinien bzw. Geweben mit dem RNeasy® Mini Kit von Qiagen (Hilden) extrahiert wurde. Die Reaktion wurde in einem 20µl Ansatz durchgeführt:

4 µl	First Strand buffer (5x)
2 µl	DTT (0,1 M)
1 µl	dNTPs (jeweils 10 mM)
1 µl	dN6 Primer (random Hexamer Primer, 2 mg/ml)
1 µl	Total-RNA (1 µg/µl)
ad 20µl	ddH_2O

Die Proben wurden 5 Minuten bei 70°C inkubiert, um die RNA zu denaturieren. Nach dem Abkühlen des Ansatzes wurde 1 µl (200 Units) Superscript II Reverse Transkriptase pro Reaktionsansatz zugegeben. Die reverse Transkription erfolgte bei 37°C für 60 Minuten, gefolgt von einer zehnminütigen Denaturierung des Enzyms bei 70°C. Eine abschließende Inkubation mit RNAse (1 µl RNAse A Lösung; 5.1.11.3.7) für 30 Minuten bei 37°C entfernte die RNA-Moleküle aus der Lösung. Die entstandene cDNA wurde bei -20°C gelagert.

5.2.2.7 Quantitative Real-Time PCR (qRT-PCR)

Zur Quantifizierung der Expressionsstärke einer spezifischen mRNA wurde die Technik der quantitativen RT-PCR unter Verwendung des LightCycler® II Systems (Roche Diagnostics, Mannheim) genutzt, welche ursprünglich auf dem Prinzip der herkömmlichen Polymerase-Kettenreaktion beruht. Zusätzlich erfolgt eine Quantifizierung der PCR-Produkte während der Zyklen. Dies wird durch die Interkalation eines Fluoreszenz-Farbstoffes (SYBR® Green) ermöglicht, da die Fluoreszenz Emission proportional mit der Menge an PCR-Produkt zunimmt.

Die qRT-PCR Reaktion wurde in einem 20 µl Ansatz nach Anleitung des Herstellers durchgeführt:

8,0 µl	ddH$_2$O
0,5 µl	Primer forward (20 µM)
0,5 µl	Primer reverse (20 µM)
10 µl	TaKaRa SYBR® Premix Ex Taq™
1,0 µl	cDNA Template (10 ng/µl)

Der Versuchsansatz wurde dabei im LightCycler II folgendem Programm unterzogen:

Initiale Denaturierung:	20°C/s auf 95°C, 30 sec	1 Zyklus
3 Stufen PCR:	20°C/s auf 95°C, 10 sec	
	20°C/s auf 55-65°C, 10 sec	40 Zyklen
	20°C/s auf 72°C, 20 sec	

Die Anzahl der Zyklen und die optimale Annealing-Temperatur wurden jeweils experimentell für jedes Primer-Paar spezifisch ermittelt. Eine Schmelzpunktanalyse sowie die Analyse der entstandenen Produkte auf 2%igen Agarosegelen stellten die Spezifität der Reaktion sicher. Die Quantifizierung der mRNA Expression erfolgte mit der zugehörigen LightCycler II Software nach Angaben des Herstellers, wobei zur Standardisierung β-Aktin als Haushaltsgen genutzt wurde.

5.2.2.8 Herstellung radioaktiv markierter EMSA-Sonden

Die radioaktive Markierung des doppelsträngigen (ds) DNA-Oligonukleotides erfolgte durch eine „blunt-end" Reaktion. Die „forward" und „reverse" Oligonukleotide (siehe 5.1.7.2) wurden im Verhältnis 1:1 gemischt, 5 Minuten bei 95°C inkubiert und langsam abgekühlt, um doppelsträngige DNA-Fragmente ausbilden zu können. Anschließend wurde die so entstandene „blunt-end" dsDNA nach folgendem Reaktionsansatz radioaktiv markiert:

2 µl	dsOligonukleotid
2 µl	Polynukleotidkinasepuffer (10x)
12 µl	H_2O
1 µl	Polynukleotidkinase
3 µl	[γ-^{32}P] ATP

Die Inkubation für 30 Minuten bei 37°C dient der Übertragung einer radioaktiv markierten Phosphatgruppe auf die dsDNA mit Hilfe der Polynukleotidkinase, so dass die γ-Phosphatgruppe (5'-Ende) durch ^{32}P ersetzt wurde.

5.2.2.9 Reinigung radioaktiv markierter DNA-Fragmente

Zur Trennung radioaktiv markierter DNA-Fragmente von freien, nicht eingebauten Nukleotiden wurden NICK™ Columns der Firma Amersham (Braunschweig) verwendet. Vor der Verwendung der Säulen wurde die darin enthaltene Pufferlösung entfernt, um dann den mit ^{32}P markierten radioaktiven Reaktionsansatz aufbringen zu können. Anschließend wurde die Säule mit 200 µl TBE-Puffer (pH 9.0, siehe 5.1.11.3.2) gespült. Diese erste Fraktion wurde aufgrund eines geringen Gehalts radioaktiv markierter EMSA-Sonde (sehr hoher Pufferanteil) verworfen. Durch dreimaliges Spülen der Säule mit je 200 µl TBE- Puffer wurden drei weitere Fraktionen gewonnen, wobei die markierte dsDNA Sonde mit der zweiten und dritten Fraktion von der Säule eluiert wurde. Freie Nukleotide wurden in der Säule zurückgehalten. Die Durchführung des Gelshift Assays erfolgte jeweils mit derjenigen Fraktion, welche die höchste Effizienz der Markierung aufwies.

5.2.2.10 Electrophoretic Mobility Shift Assay (EMSA)

Electrophoretic Mobility Shift Assays dienen dem Nachweis von DNA-Protein Wechselwirkungen *in vitro*. Diese Methode beruht auf einem veränderten Laufverhalten von DNA-Fragmenten, welche Proteine gebunden haben, im Vergleich zu freien DNA-Fragmenten, in der nativen Gelelektrophorese. Der Nachweis des DNA-Proteinkomplexes erfolgt dabei über die radioaktive Markierung der DNA-Sonde.

Der Reaktionsansatz setzt sich aus folgenden Komponenten zusammen:

5 µg	Kernprotein (oder 1 µl HIF-1α + 1 µl HIF-1β (IVTT), siehe 5.2.3.2)
21 µl	EMSA Bindungsassay-Mix
1 µl	Poly dIdC (1 µg/µl)
1 µl	radioaktiv markiertes Oligonukleotid (20.000 cpm/µl)

Der Ansatz wurde zunächst für 10 Minuten bei Raumtemperatur inkubiert, damit die im Kernextrakt enthaltenen, nachzuweisenden Proteine oder das *in-vitro* Translatat (Kontrolle) an die DNA-Matrize binden können. Die Ansätze wurden auf ein natives Shift-Polyacrylamidgel (siehe 5.1.11.3.2) aufgetragen. Das Gel lief bei einer konstanten Spannung von 10 V/cm für ca. 2 Stunden im Laufpuffer (5.1.11.3.2). Nach dem Trocknen auf einem Vakuumgeltrockner, zusammen mit einem Whatman-Filterpapier, (70°C für 1,5 Stunden) konnte das Gel autoradiographisch (5.2.2.11) analysiert werden.

5.2.2.11 Nachweis radioaktiver Produkte durch Autoradiographie

Die autoradiographische Detektion von radioaktiv markierten Nukleinsäurebanden in Gelen oder auf Membranen wird durch das Auflegen eines Röntgenfilms (Kodak Biomax MR, Scientific Imaging Film, Stuttgart) ermöglicht. Durch die Strahlungsenergie der Radioisotope werden Silberhalogenidkristalle, die in die Festphase des Röntgenfilmes eingebettet sind, negativ geladen und zu metallischem Silber reduziert. Die Expositionsdauer des auf den Röntgenfilm aufgelegten Gels richtete sich nach der Qualität und Quantität der radioaktiven Strahlung.

5.2.3 Proteinanalytik

5.2.3.1 Herstellung von Gesamtproteinextrakten

Zur Extraktion von Gesamtprotein aus Säugetierzellen wurden die konfluent wachsenden Zellen mit PBS gewaschen, mit einem Zellschaber abgeschabt und in 1 ml PBS aufgenommen. Anschließend erfolgte das Pelletieren der Zellen durch Zentrifugation bei 3.000 Upm (600 g) für 5 Minuten. Das Zellpellet wurde in 200 µl RIPA Puffer (5.1.11.3.4) resuspendiert und 15 Minuten bei 4°C und 850 rpm geschüttelt. Durch einen zweiten Zentrifugationsschritt (4°C, 10 min, 13.000 Upm (15.000 g)) konnten die im Lysepuffer gelösten Proteine von den nicht-gelösten Zellbestandteilen (DNA, Zelldebris) abgetrennt werden. Das Proteinextrakt wurde in neue Reaktionsgefäße überführt und bei -20°C gelagert. Im Gegensatz zu diesem Verfahren der Proteinextraktion wurden die Zellen für Western Blots mit HIF-RIPAs, in eiskaltem PBS gewaschen, abgeschabt und bei 4°C zentrifugiert. Das Zellpellet wurde dann in 100 bis 200 µl HIF-RIPA Puffer (5.1.11.3.4) aufgenommen und zur Scherung der DNA 2x1 Minute bei 4°C sonifiziert. Nach 15 minütiger Inkubation auf Eis erfolgte ebenfalls der Zentrifugationschritt (siehe oben) zur Abtrennung nicht-gelöster Bestandteile.

Für die Herstellung von Gesamtproteinextrakten aus Geweben wurden diese mit einem Stab-Homogenisator (Xenox, Niersbach) in 600 µl RIPA-Puffer homogenisiert und anschließend analog zur Extraktion von Gesamtprotein aus kultivierten Zellen (siehe oben) prozessiert.

5.2.3.2 Herstellung von Kernproteinextrakten und „*in-vitro* Translataten" (IVTTs)

Die Extraktion von Kernprotein aus Säugetierzellen erfolgte nach der Methode von Dignam et al. 1983. Vor Beginn der Präparation wurden konfluente HCC-Zellen (humane hepatozelluläre Kazinomzellen, mindestens 90% Zelldichte in T75 Kulturflaschen) mit PBS gewaschen, mit einem Zellschaber abgeschabt, in 1 ml PBS aufgenommen und bei 3.000 Upm (600 g) für 5 Minuten pelletiert. Die Lyse der Zellmembran erfolgte durch resuspendieren des Pellets in 400 µl Kernpräparationspuffer Puffer I (5.1.11.3.2) und anschließender Inkubation auf Eis für 15 Minuten. Zur Verbesserung der Lyse wurde ein nichtionisches Tensid (10%iges Nonylphenylpolyethylene Glykol NP-40) zugegeben. Die Kernfraktionen wurden anschließend bei 10.000 Upm (9.000 g) für 1 Minute abzentrifugiert und der Überstand, welcher das Zytoplasma enthält, verworfen. Das Aufschließen des Kernpellets erfolgte durch die Zugabe von 50 µl Kernpräparationspuffer Puffer II (5.1.11.3.2) und anschließendes Schütteln bei 4°C (15 min). Zur Entfernung des Kerndebris wurde für 10 Minuten bei 13.000

Upm (15.000 g) zentrifugiert und die Kernproteine, die sich im Überstand befanden, wurden in ein neues vorgekühltes Reaktionsgefäß überführt. Die Kernproteinextrakte wurden sofort in flüssigem Stickstoff eingefroren und bei -80°C gelagert. Nach dem Auftauen konnten diese nicht erneut eingefroren und wieder verwendet werden, da es dabei zu einer Degradation der Proteine kommt.

Zum Nachweis der Ausbildung eines HIF-Komplexes (HIF-1 Bindung an HRE Bindestelle in der DNA) wurden *in vitro* transkribierte und translatierte HIF-1α und HIF-1β Proteine verwendet. Die Generierung der Proteine erfolgte unter Verwendung der HIF-1α und HIF-1β Expressionsplasmide (siehe 5.1.6), mittels des TNT® Quick Coupled Transcription /Translation System von Promega (Madison, USA) nach Anweisung des Herstellers.

5.2.3.3 Konzentrationsbestimmung von Gesamt- und Kernproteinextrakten

Die Bestimmung von Proteinkonzentrationen in wässrigen Lösungen erfolgte nach der von Smith et al. 1985 beschriebenen Methode unter Verwendung eines BCA Protein Assay Kits (Pierce/Peribo Science, Bonn). Diese basiert auf der alkalischen Reduktion von Cu^{2+} zu Cu^+ (Biuret Reaktion), die durch Peptidbindungen in Proteinen vermittelt wird. Das entstandene Cu^+ bildet anschließend mit Bicinchonsäure (BCA) einen violetten Farbkomplex, der durch photometrische Messungen bei 562nm quantifiziert werden kann und somit die Proteinkonzentration angibt (Linearität der gemessenen Absorbtion zur Intensität der Färbung).

Zu je 5 µl Proteinlösung bzw. Mischung aus 1 µl Kernextrakt und 4 µl ddH_2O wurden 200 µl alkalische BCA-Kupfer(II) Lösung (50 Teile Lösung A mit einem Teil Lösung B) in das Well einer 96-Well Platte gegeben. Die Platte wurde ca. 15 Minuten bis zur Entwicklung der violetten Färbung bei Raumtemperatur unter leichtem Schütteln inkubiert. Die Absorptionsmessung erfolgte bei 562nm in einem ELISA-Reader (MWG Biotech, Ebersberg). Durch die parallele Quantifizierung eines mitgeführten BSA (bovinen Serum Albumin)-Standards über drei Zehnerpotenzen konnte aus der jeweiligen Absorbtion die Konzentrationen des Proteins berechnet werden. Für jedes Proteinextrakt erfolgte die Bestimmung der Konzentration im Doppelansatz.

5.2.3.4 SDS-Polyacrylamid Gelelektrophorese

Bei der SDS-Polyacrylamid Gelelektrophorese (SDS-PAGE) erfolgt die Auftrennung von Proteinen in Polyacrylamid-Gelen (5.1.11.3.5) entsprechend ihres Molekulargewichtes. Ermöglicht wird dieser Vorgang durch das im Probenpuffer enthaltene SDS, da die

Anlagerung von SDS Molekülen an Proteine deren Sekundär-, Tertiär- und Quartärstruktur zerstört. Zusätzlich werden Ladungsunterschiede neutralisiert, so dass die Proteine eine einheitliche negative Ladung erhalten.

Sofern nicht gesondert angegeben, wurden pro Spur 40 µg Gesamtproteinextrakt (siehe 5.2.3.1) mit 1x Roti-Load Auftragspuffer (Roth, Karlsruhe) für 10 Minuten bei 70°C aufgekocht und anschließend bei einer Stromstärke von 0,8 mA pro cm^2 Gelfläche auf 8 bis 12%igen Polyacrylamid Gelen (5.1.11.3.5) aufgetrennt.

5.2.3.5 Western Blot

Um Proteine spezifisch über die Detektion mit Antikörpern nachzuweisen, wurden durch SDS-PAGE (siehe oben) aufgetrennte Proteingemische auf eine PVDF (Polyvinylidenfluorid) Membran (BioRad, Richmont, USA) geblottet. Hierzu wurden Polyacrylamid-Gele zusammen mit der (durch jeweils fünfminütige Inkubation in Methanol und Blotpuffer) hydrophilisierten PVDF Membran 10 Minuten in 1x Western Blot Puffer (5.1.11.3.6) äquilibriert, um anschließend die Proteine mittels elektrophoretischem Transfer (Whatman Biometra, Fastblot B34 Unit, 1h bei 1,5mA pro cm^2 Membran) auf die Membran zu übertragen. Die PVDF Membran wurde zur Absättigung unspezifischer Bindungsstellen für 1 Stunde in Blockierungslösung (5.1.11.3.6) inkubiert und anschließend über Nacht bei 4°C mit dem Primär-Antikörper in geeigneter Verdünnung (siehe 5.1.10.1) geschwenkt. Nach dem Waschen (3x5 min mit dem entsprechenden Puffer, siehe 5.1.11.3.6) wurde die Membran mit einem gegen den konstanten Teil des Primär-Antikörpers gerichteten (speziesspezifischen) Sekundär-Antikörpers (siehe 5.1.10.2) für 1 Stunde bei Raumtemperatur inkubiert. Hierfür wurden Alkalische Phosphatase konjugierte Sekundär-Antikörper verwendet, welche eine Detektion durch eine Farbreaktion ermöglichen. Nach dreimaligem Waschen (3x10 min mit dem entsprechenden Puffer, siehe oben) wurde das Substrat für die Alkalische Phosphatase (BCIP / NBT Substrate Kit, Zymed Laboratories Inc., San Francisco, USA) zugegeben, wobei diese eine Abspaltung des Phosphatrestes verursachte und in Verbindung mit Nitroblau-Tetrazoliumchlorid zur Bildung einer Farbreaktion führte.

5.2.3.6 Immunhistologie

Paraffinschnitte von diversen Geweben wurden im Wärmeschrank bei 72°C für ca. 1 Stunde inkubiert, durch Xylol entparaffiniert und anschließend in der absteigenden Alkoholreihe rehydriert. Die Schnitte wurden im Schnellkochtopf für 5 Minuten bei 120°C in Tris/EDTA Puffer (pH 9,0) erhitzt. Nach dem Blockieren der endogenen Peroxidase mit H_2O_2 wurden sie mit dem entsprechenden primären Antikörper (siehe 5.1.10.1) 30 Minuten inkubiert. Die Inkubation des sekundären Antikörpers (siehe 5.1.10.2) erfolgte für 30 Minuten bei Raumtemperatur. Die Färbung wurde mittels DAB(+)-Lösung (Dako, Hamburg) sichtbar gemacht, wobei noch eine Gegenfärbung mit Hämalaun erfolgte, um die Zellkerne zu visualisieren.

Die immunhistochemischen Färbungen wurden von Rudolf Jung (MTA, Institut für Pathologie, Universitätsklinikum Regensburg) etabliert und durchgeführt.

5.2.3.7 Berliner-Blau Färbung nach Perls

Die Berliner-Blau Reaktion ist ein histochemisches Verfahren, welches dem Eisennachweis (dreiwertige Eisenionen) im Gewebe bzw. in Zellen dient. Entparaffinierte Gewebeschnitte wurden mit einer Lösung aus Salzsäure und Kaliumhexacyanoferrat behandelt, wobei durch die Bildung von Ferriferocyanid die Eisenablagerungen als blaue Färbungen sichtbar wurden. Die immunhistochemischen Färbungen wurden von Simone Kaufmann und Eva Wacker (MTA, Institut für Pathologie, Universitätsklinikum Regensburg) durchgeführt.

5.2.3.8 Enzyme-linked Immunosorbent Assay (ELISA)

Der enzymgekoppelte Immunadsorptionstest dient dem quantitativen, immunologischen Nachweis (Antigen-Antikörper Reaktion) von Proteinen. Es wurden dabei sowohl Serumproben von HCC Patienten und gesunden Patienten als auch Proteinextrakte (5.2.3.1) von HCC-Zellen verwendet. Die BMP4 Proteinkonzentration wurde mit Hilfe des DuoSet® BMP4 ELISAs (R&D systems, Minneapolis, USA) ermittelt. Wobei die Konzentration des Proteinextraktes, bezogen auf die Konzentration des Gesamtproteins (siehe 5.2.3.3) berechnet wurde.

Die Quantifizierung der Hepcidin-Prohormon Serumkonzentrationen erfolgte mittels des ELISA-Kits der Firma DRG Instruments (Marburg). Die Vermessung der Proben erfolgte im ELISA-reader (Emax precision microplate reader, Molecular Devices GmbH, München) nach Angaben des Herstellers.

5.2.4 Zellkulturmethoden

5.2.4.1 Auftauen humaner HCC-Zelllinien

Für das Auftauen von Zellen wurden 8 ml DMEM High-Glucose (siehe 5.1.11.1) in einem Falcon vorgelegt. Die bei 37 °C im Wasserbad zügig aufgetauten Zellen aus einer Kryokultur wurden in das Falcon überführt und bei 1.200 Upm (300 g) für 4 Minuten zentrifugiert. Das Zellpellet wurde in 1 ml DMEM High-Glucose resuspendiert und in eine mit 4 ml Kulturmedium befüllte Zellkulturflasche (T25) überführt.

5.2.4.2 Kultivierung humaner HCC-Zelllinien

Alle Zellkulturarbeiten wurden unter einer Sterilwerkbank (5.1.2) durchgeführt. Die verwendeten HCC-Zelllinien (5.1.4) wurden in DMEM High-Glucose bei 37 °C und 8% CO_2 kultiviert. Zum Passagieren wurden die adhärenten Zellen (bei 80% Konfluenz) zunächst mit PBS gewaschen und zum Ablösen von der jeweiligen Zellkulturschale mit einer Trypsin / EDTA Lösung (0,05% (w/v) / 0,02% (w/v)) bei 37 °C im Brutschrank inkubiert. Anschließend wurden die Zellen in DMEM High-Glucose aufgenommen und 4 Minuten bei 1.200 Upm (300 g) zentrifugiert, um das Trypsin von den Zellen zu entfernen. Der Überstand wurde verworfen, das Zellpellet in DMEM High-Glucose resuspendiert und 1:5 bis 1:10 verdünnt in neue Zellkulturflaschen verteilt. Das Zellkulturmedium wurde jeden zweiten Tag gewechselt. Das Wachstum und die Morphologie der Zellen wurden mit einem Mikroskop (Leica Microsystems CMS, GmbH, Bensheim) kontrolliert bzw. dokumentiert.

5.2.4.3 Einfrieren humaner HCC-Zelllinien

Zum Einfrieren der Zellen wurden sie von den Zellkulturflaschen abtrypsiniert, pelletiert und in 5 ml DMEM High-Glucose aufgenommen. Jeweils 900 µl Zellsuspension wurde in ein mit 900 µl kalten Einfriermedien (5.1.11.1) befülltes Cryoröhrchen pipettiert. Nach dem Verschließen der Röhrchen wurden die beiden Medien sofort durch mehrmaliges invertieren vermischt. Im Anschluss wurden die Röhrchen für 1 Stunde bei -20 °C gelagert, bevor sie einige Tage bei -80 °C aufbewahrt und anschließend zur Langzeitlagerung in einen Flüssigstickstofftank überführt wurden.

5.2.4.4 Isolierung von primären humanen Hepatozyten (PHH)

Die isolierten PHHs wurden vom Zentrum für Leberzellforschung des Klinikums der Universität Regensburg zur Verfügung gestellt. Die Isolierung erfolgte durch eine modifizierte Zweischritt EGTA/Kollagenase Perfusion aus humanen Leberresektaten. Die Resektate stammten von Patienten, welche aufgrund von Lebermetastasen verschiedenster Karzinome partiell hepatektomiert wurden. Es wurde nur Lebergewebe verwendet, welches nach makroskopischer und mikroskopischer Untersuchung keine pathologischen Veränderungen aufwies. Weiterhin musste Seronegativität der Spender nachweisbar sein. Das heißt, zu den Ausschlußerkrankungen zählten chronische Hepatitis B oder C Infektionen sowie andere bekannte Lebererkrankungen. Die Verwendung des Patientenmaterials erfolgte nach den Richtlinien der Ethik-Kommission des Klinikums der Universität Regensburg.

5.2.4.5 Isolierung von primären murinen Hepatozyten (Hep), hepatischen Sternzellen (HSZ) und Kupfferzellen (KZ)

Die Isolierung der primären murinen Hepatozyzen, hepatischen Sternzellen und Kupfferzellen erfolgte durch Dr. Christoph Dorn (Innere Medizin I, Universitätsklinikum Regensburg). Die Zellen wurden aus der Leber von 129Sv/Ev Wildtyp Mäusen (siehe 5.1.5) durch eine Zweischritt Kollagenase Methode mit anschließenden Zentrifugationsschritten zur Fraktionierung der Zellen isoliert (Seglen 1976).

5.2.4.6 Transiente Transfektion humaner HCC-Zelllinien mit Plasmiden

Zur Transfektion von HCC-Zellen mit Plasmiden wurde die Lipofektamin Methode mit Lipofektamin™ Reagenz und LipofektaminPLUS™ Reagenz (Invitrogen, Carlsbad, USA) verwendet. Für die transiente Transfektion wurden die Zellen in 6-Well Platten ausgesät (2×10^5 Zellen pro Well). Bei 50-80% Konfluenz wurden die Zellen mit frischem Medium versorgt (2 ml Medium pro Well) und der Transfektionsansatz nach Angaben des Herstellers zugegeben. Sofern nicht anders angegeben wurden standardmäßig 0,5 µg Plasmid DNA pro Versuchsansatz eingesetzt. Das Transfektionsgemisch wurde nach 4 Stunden durch frisches Medium ersetzt und die Zellen bis zur Ernte weitere 24 bis 48 Stunden inkubiert. Transient transfizierte Zellen wurden entweder zur Isolierung von RNA (5.2.2.5) bzw. Gesamtzellprotein (5.2.3.1) verwendet oder in Luziferase-Reportergen Assays (5.2.4.8) eingesetzt.

5. Materialien und Methoden

5.2.4.7 Transfektion humaner HCC-Zelllinien mit siRNA-Molekülen

Die Transfektion humaner HCC-Zelllinien mit siRNA Molekülen (siBMP4; siehe 5.1.7.3) erfolgte unter Verwendung des HiPerFect Transfektionsreagenz von Qiagen (Hilden). Hierfür wurden 2×10^5 Zellen pro Well einer 6-Well Kulturplatte in 2,3 ml DMEM High-Glucose (mit 10% (v/v) FKS) ausgesät und mit einer Mischung aus 75 ng siRNA (3 µl einer 2 µM Stocklösung), 100 µl DMEM High-Glucose ohne FKS und 6 µl HiPerFect Transfektionsreagenz versetzt. Der Ansatz wurde nach dem Mischen 10 Minuten bei Raumtemperatur inkubiert und anschließend tropfenweise zu den flottierenden Zellen geben. Nach 24 Stunden Inkubation bei 37°C und 8% CO_2 wurde das Kulturmedium gewechselt, nach 48 Stunden wurden die transfizierten Zellen geerntet und je nach Verwendungszweck aufgearbeitet.

5.2.4.8 Luziferase-Reportergen Assay

Regulatorische DNA-Sequenzen lassen sich mit Hilfe von Reportergen Analysen untersuchen. Um die Aktivität eines Promotors zu bestimmen, wird das entsprechende DNA Fragment, welches den Promotorbereich enthält, vor das *luziferase* Gen in das Reporterplasmid pGL3 basic (5.1.6) kloniert. Die Expression des Reportergens verhält sich im eukaryontischen Testsystem proportional zum Aktivierungspotenzial des klonierten DNA-Fragments. Durch Zugabe eines Substrates (Luziferin) für das Enzym Luziferase kommt es zur Chemilumineszenz, welche in einem Luminometer gemessen wird. Zur Berücksichtigung von unterschiedlichen Transfektionseffizienzen in einzelnen Versuchsansätzen, wurden die Zellen mit einem zusätzlichen Vektor (pRL-TK, siehe 5.1.6), der das *luziferase* Gen aus *Renilla reniforis* enthält, kotransfiziert. Die Chemilumineszenz der *Renilla* Luziferase wurde ebenfalls im Luminometer erfasst und für die Normalisierung der Werte in Abhängigkeit von der Transfektionseffizienz genutzt.

Zur Durchführung des Luziferase Assays wurde das Dual-Luciferase® Reporter Assay System der Firma Promega (Madison, USA) verwendet. Es wurden 2×10^5 Zellen pro Well einer 6-Well Platte ausgesät und nach der Lipofectamin Methode (siehe 5.2.4.6) mit 0,5 µg Reporterkonstrukt (BMP4, Ets-1; siehe 5.1.6) transfiziert. Für Ko-Transfektionen wurden zusätzlich 0,5 µg Expressionsplasmid (dnHIF-1α, Ets-1, asEts-1; siehe 5.1.6) verwendet. Nach 24 Stunden wurde das Kulturmedium von den transfizierten Zellen entfernt und die Zellkulturschale zweimal mit normalem Leitungswasser gespült. Anschließend wurden pro Well 300 µl Lysepuffer (1:5 verdünnt; Promega, Madison, USA) zugegeben und die Zellen ca. 20 Minuten unter leichtem Schütteln lysiert. Nach erfolgter Lyse wurden je 50 µl eines

Versuchsansatzes, unter Verwendung der im Kit bereitgestellten Chemikalien, im Luminometer vermessen.

5.2.4.9 Migrations- und Invasions-Assay (Boyden-Kammer)

Der Migrations- bzw. Invasions-Assay diente der Untersuchung von migratorischen und invasiven Potenzial von HCC-Zellen, welche mit verschiedenen Konstrukten transfiziert wurden (Hep3B und PLC Zellen transfiziert mit asBMP4 bzw. siBMP4 sowie zugehörige Kontrollen; siehe 5.2.4.6, 5.2.4.7). Hierzu wurden spezielle Kammern (Boyden-Kammern) im unteren Kompartiment mit 210 µl konditioniertem Medium befüllt. Zur Herstellung dieses Mediums wurden konfluente Fibroblasten 24 Stunden in Medium ohne FKS kultiviert, dieses Medium anschließend abgenommen, abzentrifugiert und für den Assay benutzt. Auf das konditionierte Medium im unteren Kompartiment wurde ein Polykarbonat Filter (Neuro Probe, Gaithersburg, USA) mit einer Porengröße von 8 µm luftblasenfrei aufgelegt und der Aufsatz der Boydenkammer aufgeschraubt. Für den Migrations Assay erfolgte im Vorfeld eine Beschichtung des Filters mit Gelatine. Dazu wurden die Filter in 0,5% (v/v) Essigsäure gewaschen (20 min, 50°C), mit einem Faltenfilter abfiltriert und zweimal mit destilliertem Wasser gespült. Anschließend wurden die Filter eine Stunde in einer Gelatine-Lösung (5 mg/l) gekocht, erneut abfiltriert, einzeln auf Papier ausgelegt und eine Stunde bei 100°C getrocknet.

Für den Invasions Assay wurden 52 µl gekühltes Matrigel (1:3 verdünnt; BD Biosciences, Bedford, USA) luftblasenfrei auf den Filter aufgebracht und anschließend zum Gelieren für 30 Minuten bei 37°C im Brutschrank inkubiert. Für beide Assays wurden die jeweiligen transfizierten Zelllinien mit PBS gewaschen, abtrypsiniert, in DMEM ohne FKS aufgenommen und gezählt, um eine Zellzahl von 3×10^4 Zellen pro ml (Migrations-Assay) bzw. von 2×10^5 Zellen pro ml (Invasions-Assay) einstellen zu können. Von der jeweiligen Zellsuspension wurden je 800 µl pro Boydenkammer in das obere Kompartiment eingebracht und vier Stunden im Brutschrank bei 37°C und 8% CO_2 inkubiert. Nach erfolgter Inkubation wurde die Zellsuspension aus allen Kammern abgegossen, der Aufsatz abgeschraubt und der Filter herausgenommen. Die Oberseite der Filter wurde an einem mit Wasser getränkten Papiertuch abgewischt, die Filter in einen Färberahmen eingelegt und mittels Hemacolor Schnellfärbung (bestehend aus Fixierlösung, Eosin-Färbelösung und Thiazin-Färbelösung; Merck, Darmstadt) gefärbt, mit Leitungswasser gespült und mit der Unterseite nach oben auf Objektträger aufgelegt. Anschließend wurde die Anzahl der gewanderten Zellen durch Auszählen im Mikroskop bestimmt.

5.2.4.10 Proliferations-Assay (XTT)

Zur Untersuchung des Proliferationsverhaltens von HCC-Zellen (Hep3B und PLC Zellen transfiziert mit asBMP4 bzw. siBMP4 sowie zugehörige Kontrollen), wurde der XTT Zellproliferations-Kit der Firma Roche (Mannheim) verwendet. Zur Durchführung des Assays wurden Zellen in verschiedenen Zellzahlen (1.000 oder 2.000 Zellen pro Well) in eine 96-Well Platte (insgesamt 4 Platten) in dreifach Ansätzen in DMEM High Glucose (ohne Phenolrot) ausgesät. Die Inkubation erfolgte 24 Stunden bei 37°C, 8% CO_2 im Brutschrank. Anschließend wurden pro well 50 µl XTT Reagenz (XTT labeling reagent & electron coupling reagent) zugesetzt. Die Stoffwechselleistung aktiver Zellen wurde durch die Reduktion bzw. Spaltung eines Tetrazolium-Salzes (XTT labeling reagent) zu einem Formazan-Salz, in der Gegenwart eines Elektronen-Akzeptors (electron coupling reagent), bestimmt. Proportional zu der Reduktion erfolgte ein Farbumschlag der Reagenzien von gelb nach orange, welcher im ELISA reader (Emax precision microplate reader, Molecular Devices GmbH, München) bei 490nm nach 2 Stunden gemessen wurde. Anschließend erfolgte eine weitere 2 stündige Inkubation im Brutschrank, bevor die Proben erneut vermessen wurden. Die Zugabe der Reagenzien und Vermessung der Platte erfolgte in den 3 folgenden Tagen analog.

5.2.4.11 Colony-Forming Assay („anchorage-independent growth assay")

Um matrixunabhängiges Wachstumsverhalten von HCC-Zellen (PLC transfiziert mit asBMP4 oder siBMP4) untersuchen zu können, wurden die Zellen abtrypsiniert, pelletiert und ausgezählt. Währenddessen wurde der Grundagar (siehe 5.1.11.3.1) hergestellt und in jedes Well einer 6-Well Platte ausgegossen (2 ml pro Well). Zum Aushärten des Agars der Platten wurden sie 30 Minuten bei 37°C im Brutschrank inkubiert. Anschließend wurden die Zellen ($4x10^4$ Zellen pro Well) in jeweils 0,4 ml zuvor hergestellten 1xMEM Mediums (5.1.11.3.1) aufgenommen, mit 0,6 ml noch flüssigem Grundagar vermischt und sofort ausgegossen. Nach mikroskopischer Kontrolle auf das Vorliegen einzelner Zellen, erfolgte eine 10 tägige Inkubation bei 37°C und 8% CO_2 im Brutschrank. Nach der Inkubationszeit wurden die entstandenen Kolonien fotografiert (AxioCam, MR Grab, Carl Zeiss, München-Hallbergmoos) und der Durchmesser von 10 repräsentativen Kolonien pro Well bestimmt.

5.2.4.12 Tube-Formation Assay

Für den Tuben-Formations Assay wurde ein acht Kammer Polystyrol Objektträger (BD Bioscience, Bedford, USA) auf Eis vorgekühlt und mit 200 µl Matrigel pro Kammer luftblasenfrei beschichtet. Zum Aushärten des Matrigels wurde der Objektträger 20 Minuten bei 37°C im Brutschrank inkubiert. Anschließend wurden pro Kammer 7×10^4 Endothelzellen (HMECs) in 400 µl Medium (Überstände von asBMP4 oder siBMP4 transizierten PLC Zellen; siehe 5.2.4.6, 5.2.4.7) aufgenommen und ausgesät. Nachdem die Kammer 16 Stunden im Brutschrank bei 37°C und 8% CO_2 inkubiert wurde, erfolgten Aufnahmen mit einer Digitalkamera (AxioCam, MR Grab, Carl Zeiss, München-Hallbergmoos) im Phasenkontrastmikroskop (5-fache Vergrößerung). Die Quantifizierung der Gefäßstrukturen erfolgte durch Auszählen.

5.2.5 Statistische Auswertung

Sämtliche Ergebnisse wurden als Mittelwert bzw. prozentualer Mittelwert ± Standardabweichung dargestellt. Der statistische Vergleich zwischen den Gruppen wurde mit Hilfe des ungepaarten t-Tests ermittelt. Zur Auswertung der klinisch-pathologisch eingeteilten Parameter wurde der exakte Fisher Test verwendet. Ein p-Wert kleiner 0,05 wurde als statistisch signifikant angesehen. Hierbei gilt: *: $p < 0,05$, **: $p < 0,01$, ***: $p < 0,001$, ns: nicht signifikant.

Die statistische Auswertung erfolgte unter Verwendung der GraphPad Prism 4.03 Software (GraphPad Software Inc., San Diego, USA). Sämtliche Experimente wurden in mindestens zwei unabhängigen Versuchen wiederholt.

Eigene Publikationen

Maegdefrau U, Arndt S, Kivorsky G, Hellerbrand C, Bosserhoff AK.
Down-regulation of hemojuvelin prevents inhibitory effects of bone morphogenetic proteins on iron metabolism in hepatocellular carcinoma.
(Lab Invest. 2011 Aug 22. [Epub ahead of print])

Volke M, Gale DP, ***Maegdefrau U****, Schley G, Klanke B, Bosserhoff AK, Maxwell PH, Eckardt KU, Warnecke C.*
Evidence for a lack of a direct transcriptional suppression of the iron regulatory peptide hepcidin by hypoxia-inducible factors.
(PLoS One. 2009 Nov 18;4(11):e7875.)

Schubert T, Denk A, ***Mägdefrau U****, Kaufmann S, Bastone P, Lowin T, Schedel J, Bosserhoff AK.*
Role of the netrin system of repellent factors on synovial fibroblasts in rheumatoid arthritis and osteoarthritis.
(Int J Immunopathol Pharmacol. 2009 Jul-Sep;22(3):715-22.)

Arndt S, ***Maegdefrau U****, Dorn C, Schardt K, Hellerbrand C, Bosserhoff AK.*
Iron-induced expression of BMP6 in intestinal cells is the main regulator of hepatic hepcidin expression in vivo.
(Gastroenterology. 2010 Jan;138(1):372-82.)

Maegdefrau U, *Amann T, Winklmeier A, Braig S, Schubert T, Weiss TS, Schardt K, Warnecke C, Hellerbrand C, Bosserhoff AK.*
Bone morphogenetic protein 4 is induced in hepatocellular carcinoma by hypoxia and promotes tumour progression.
(J Pathol. 2009 Aug;218(4):520-9.)

Amann T, ***Maegdefrau U****, Hartmann A, Agaimy A, Marienhagen J, Weiss TS, Stoeltzing O, Warnecke C, Schölmerich J, Oefner PJ, Kreutz M, Bosserhoff AK, Hellerbrand C.*
GLUT1 expression is increased in hepatocellular carcinoma and promotes tumorigenesis.
(Am J Pathol. 2009 Apr;174(4):1544-52. Epub 2009 Mar 12.)

Literaturverzeichnis

Alarmo, E.L., Kuukasjarvi, T., Karhu, R. & Kallioniemi, A. (2007) A comprehensive expression survey of bone morphogenetic proteins in breast cancer highlights the importance of BMP4 and BMP7. *Breast Cancer Res Treat*, **103**, 239–246.

Allgaier, H.P. (2002) Das hepatozelluläre Karzinom. *Uni-Med (Science) Verlag, Bremen*.

Anderson, G.J., Frazer, D.M. & McLaren, G.D. (2009) Iron absorption and metabolism. *Curr Opin Gastroenterol*, **25**, 129–135.

Andriopoulos, B., JR, Corradini, E., Xia, Y., Faasse, S.A., Chen, S., Grgurevic, L., Knutson, M.D., Pietrangelo, A., Vukicevic, S., Lin, H.Y. & Babitt, J.L. (2009) BMP6 is a key endogenous regulator of hepcidin expression and iron metabolism. *Nat Genet*, **41**, 482–487.

Aoki, H., Fujii, M., Imamura, T., Yagi, K., Takehara, K., Kato, M. & Miyazono, K. (2001) Synergistic effects of different bone morphogenetic protein type I receptors on alkaline phosphatase induction. *J Cell Sci*, **114**, 1483–1489.

Arndt, S., Maegdefrau, U., Dorn, C., Schardt, K., Hellerbrand, C. & Bosserhoff, A.K. (2009) Iron-Induced Expression of BMP6 in Intestinal Cells Is the Main Regulator of Hepatic Hepcidin Expression In Vivo. *Gastroenterology*.

Asosingh, K., De, R.H., Menu, E., Van, R.I., Van, M.E., Van, C.B. & Vanderkerken, K. (2004) Angiogenic switch during 5T2MM murine myeloma tumorigenesis: role of CD45 heterogeneity. *Blood*, **103**, 3131–3137.

Babitt, J.L., Huang, F.W., Wrighting, D.M., Xia, Y., Sidis, Y., Samad, T.A., Campagna, J.A., Chung, R.T., Schneyer, A.L., Woolf, C.J., Andrews, N.C. & Lin, H.Y. (2006) Bone morphogenetic protein signaling by hemojuvelin regulates hepcidin expression. *Nat Genet*, **38**, 531–539.

Babitt, J.L., Huang, F.W., Xia, Y., Sidis, Y., Andrews, N.C. & Lin, H.Y. (2007) Modulation of bone morphogenetic protein signaling in vivo regulates systemic iron balance. *J Clin Invest*, **117**, 1933–1939.

Babitt, J.L., Zhang, Y., Samad, T.A., Xia, Y., Tang, J., Campagna, J.A., Schneyer, A.L., Woolf, C.J. & Lin, H.Y. (2005) Repulsive guidance molecule (RGMa), a DRAGON homologue, is a bone morphogenetic protein co-receptor. *J Biol Chem*, **280**, 29820–29827.

Bailey, J.M., Singh, P.K. & Hollingsworth, M.A. (2007) Cancer metastasis facilitated by developmental pathways: Sonic hedgehog, Notch, and bone morphogenic proteins. *J Cell Biochem*, **102**, 829–839.

Balemans, W. & Van, H.W. (2002) Extracellular regulation of BMP signaling in vertebrates: a cocktail of modulators. *Dev Biol*, **250**, 231–250.

Barreau, C., Paillard, L. & Osborne, H.B. (2005) AU-rich elements and associated factors: are there unifying principles? *Nucleic Acids Res*, **33**, 7138–7150.

Bataller, R. & Brenner, D.A. (2005) Liver fibrosis. *J Clin Invest*, **115**, 209–218.

Batts, K.P. (2007) Iron overload syndromes and the liver. *Mod Pathol*, **20 Suppl 1**, S31-9.

Beard, J.L., Dawson, H. & Pinero, D.J. (1996) Iron metabolism: a comprehensive review. *Nutr Rev*, **54**, 295–317.

Bergmann, S. & Pandolfi, P.P. (2006) Giving blood: a new role for CD40 in tumorigenesis. *J Exp Med*, **203**, 2409–2412.

Blouin, A., Bolender, R.P. & Weibel, E.R. (1977) Distribution of organelles and membranes between hepatocytes and nonhepatocytes in the rat liver parenchyma. A stereological study. *J Cell Biol*, **72**, 441–455.

Blum, H.E. (2003) Molecular therapy and prevention of hepatocellular carcinoma. *Hepatobiliary Pancreat Dis Int*, **2**, 11–22.

Blum, H.E. (2005) Hepatocellular carcinoma: therapy and prevention. *World J Gastroenterol*, **11**, 7391–7400.

Blum, H.E. & Hopt, U.T. (2003) [Hepatocellular carcinoma. Pathogenesis and multicentricity]. *Chirurg*, **74**, 709–716.

Blum, H.E. & Spangenberg, H.C. (2007) Hepatocellular carcinoma: an update. *Arch Iran Med*, **10**, 361–371.

Bruix, J. & Sherman, M. (2005) Diagnosis of Small HCC. *Gastroenterology*, **129**, 1364.

Buckley, S., Shi, W., Driscoll, B., Ferrario, A., Anderson, K. & Warburton, D. (2004) BMP4 signaling induces senescence and modulates the oncogenic phenotype of A549 lung adenocarcinoma cells. *Am J Physiol Lung Cell Mol Physiol*, **286**, L81-6.

Cai, D.W. (1995) Tumorigenesis and cell evolution. *Med Hypotheses*, **44**, 315–318.

Calle, E.E., Teras, L.R. & Thun, M.J. (2005) Obesity and mortality. *N Engl J Med*, **353**, 2197–2199.

Canalis, E., Economides, A.N. & Gazzerro, E. (2003) Bone morphogenetic proteins, their antagonists, and the skeleton. *Endocr Rev*, **24**, 218–235.

Casanovas, G., Mleczko-Sanecka, K., Altamura, S., Hentze, M.W. & Muckenthaler, M.U. (2009) Bone morphogenetic protein (BMP)-responsive elements located in the proximal and distal hepcidin promoter are critical for its response to HJV/BMP/SMAD. *J Mol Med*, **87**, 471–480.

Chen, C., Pore, N., Behrooz, A., Ismail-Beigi, F. & Maity, A. (2001) Regulation of glut1 mRNA by hypoxia-inducible factor-1. Interaction between H-ras and hypoxia. *J Biol Chem*, **276**, 9519–9525.

Chen, C.Y. & Shyu, A.B. (1995) AU-rich elements: characterization and importance in mRNA degradation. *Trends Biochem Sci*, **20**, 465–470.

Chen, D., Zhao, M. & Mundy, G.R. (2004) Bone morphogenetic proteins. *Growth Factors*, **22**, 233–241.

Chen, J. & Chloupkova, M. (2009) Abnormal iron uptake and liver cancer. *Cancer Biol Ther*, **8**, 1699–1708.

Coleman, W.B. (2003) Mechanisms of human hepatocarcinogenesis. *Curr Mol Med*, **3**, 573–588.

Corradini, E., Babitt, J.L. & Lin, H.Y. (2009) The RGM/DRAGON family of BMP co-receptors. *Cytokine Growth Factor Rev*, **20**, 389–398.

Corradini, E., Garuti, C., Montosi, G., Ventura, P., Andriopoulos, B., JR, Lin, H.Y., Pietrangelo, A. & Babitt, J.L. (2009) Bone morphogenetic protein signaling is impaired in an HFE knockout mouse model of hemochromatosis. *Gastroenterology*, **137**, 1489–1497.

Crichton, R.R. (1981) Ferritin. Structure and function. *Med Welt*, **32**, 1401–1404.

Crichton, R.R., Wilmet, S., Legssyer, R. & Ward, R.J. (2002) Molecular and cellular mechanisms of iron homeostasis and toxicity in mammalian cells. *J Inorg Biochem*, **91**, 9–18.

Cunningham, N.S., Paralkar, V. & Reddi, A.H. (1992) Osteogenin and recombinant bone morphogenetic protein 2B are chemotactic for human monocytes and stimulate transforming growth factor beta 1 mRNA expression. *Proc Natl Acad Sci U S A*, **89**, 11740–11744.

Darshan, D. & Anderson, G.J. (2009) Interacting signals in the control of hepcidin expression. *Biometals*, **22**, 77–87.

De Domenico, I., McVey, W.D. & Kaplan, J. (2008) Regulation of iron acquisition and storage: consequences for iron-linked disorders. *Nat Rev Cancer*, **9**, 72–81.

De Domenico, I., Ward, D.M. & Kaplan, J. (2007) Hepcidin regulation: ironing out the details. *J Clin Invest*, **117**, 1755–1758.

Deckers, M.M., van, B.R.L., van, d.H.G., Hoogendam, J., van, D.B.C., Papapoulos, S.E. & Lowik, C.W. (2002) Bone morphogenetic proteins stimulate angiogenesis through osteoblast-derived vascular endothelial growth factor A. *Endocrinology*, **143**, 1545–1553.

Deng, H., Makizumi, R., Ravikumar, T.S., Dong, H., Yang, W. & Yang, W.L. (2007) Bone morphogenetic protein-4 is overexpressed in colonic adenocarcinomas and promotes migration and invasion of HCT116 cells. *Exp Cell Res*, **313**, 1033–1044.

Deng, H., Ravikumar, T.S. & Yang, W.L. (2009) Overexpression of bone morphogenetic protein 4 enhances the invasiveness of Smad4-deficient human colorectal cancer cells. *Cancer Lett*, **281**, 220–231.

Duncan, S.A. & Watt, A.J. (2001) BMPs on the road to hepatogenesis. *Genes Dev*, **15**, 1879–1884.

Edison, E.S., Bajel, A. & Chandy, M. (2008) Iron homeostasis: new players, newer insights. *Eur J Haematol*, **81**, 411–424.

Edmondson, H.A. & Steiner, P.E. (1954) Primary carcinoma of the liver: a study of 100 cases among 48,900 necropsies. *Cancer*, **7**, 462–503.

El-Serag, H.B. (2004) Hepatocellular carcinoma: recent trends in the United States. *Gastroenterology*, **127**, S27-34.

El-Serag, H.B., Marrero, J.A., Rudolph, L. & Reddy, K.R. (2008) Diagnosis and treatment of hepatocellular carcinoma. *Gastroenterology*, **134**, 1752–1763.

El-Serag, H.B. & Rudolph, K.L. (2007) Hepatocellular carcinoma: epidemiology and molecular carcinogenesis. *Gastroenterology*, **132**, 2557–2576.

Erslev, A.J. & Caro, J. (1987) Erythropoietin titers in response to anemia or hypoxia. *Blood Cells*, **13**, 207–216.

Fandrey, J., Gorr, T.A. & Gassmann, M. (2006) Regulating cellular oxygen sensing by hydroxylation. *Cardiovasc Res*, **71**, 642–651.

Farazi, P.A. & DePinho, R.A. (2006) Hepatocellular carcinoma pathogenesis: from genes to environment. *Nat Rev Cancer*, **6**, 674–687.

Farinati, F., Rinaldi, M., Gianni, S. & Naccarato, R. (2000) How should patients with hepatocellular carcinoma be staged? Validation of a new prognostic system. *Cancer*, **89**, 2266–2273.

Fattovich, G., Stroffolini, T., Zagni, I. & Donato, F. (2004) Hepatocellular carcinoma in cirrhosis: incidence and risk factors. *Gastroenterology*, **127**, S35-50.

Feeley, B.T., Krenek, L., Liu, N., Hsu, W.K., Gamradt, S.C., Schwarz, E.M., Huard, J. & Lieberman, J.R. (2006) Overexpression of noggin inhibits BMP-mediated growth of osteolytic prostate cancer lesions. *Bone*, **38**, 154–166.

Ferrara, N. & Davis-Smyth, T. (1997) The biology of vascular endothelial growth factor. *Endocr Rev*, **18**, 4–25.

Ferrara, N., Gerber, H.P. & LeCouter, J. (2003) The biology of VEGF and its receptors. *Nat Med*, **9**, 669–676.

Fiedler, J., Roderer, G., Gunther, K.P. & Brenner, R.E. (2002) BMP-2, BMP-4, and PDGF-bb stimulate chemotactic migration of primary human mesenchymal progenitor cells. *J Cell Biochem*, **87**, 305–312.

Fong, G.H. & Takeda, K. (2008) Role and regulation of prolyl hydroxylase domain proteins. *Cell Death Differ*, **15**, 635–641.

Forsythe, J.A., Jiang, B.H., Iyer, N.V., Agani, F., Leung, S.W., Koos, R.D. & Semenza, G.L. (1996) Activation of vascular endothelial growth factor gene transcription by hypoxia-inducible factor 1. *Mol Cell Biol*, **16**, 4604–4613.

Ganz, T. (2007) Molecular control of iron transport. *J Am Soc Nephrol*, **18**, 394–400.

Ganz, T. (2008) Iron homeostasis: fitting the puzzle pieces together. *Cell Metab*, **7**, 288–290.

Gao, J., Chen, J., Kramer, M., Tsukamoto, H., Zhang, A.S. & Enns, C.A. (2009) Interaction of the hereditary hemochromatosis protein HFE with transferrin receptor 2 is required for transferrin-induced hepcidin expression. *Cell Metab*, **9**, 217–227.

Gazzerro, E. & Canalis, E. (2006) Bone morphogenetic proteins and their antagonists. *Rev Endocr Metab Disord*, **7**, 51–65.

Geerts, A. (2001) History, heterogeneity, developmental biology, and functions of quiescent hepatic stellate cells. *Semin Liver Dis*, **21**, 311–335.

Giannelli, G., Bergamini, C., Fransvea, E., Sgarra, C. & Antonaci, S. (2005) Laminin-5 with transforming growth factor-beta1 induces epithelial to mesenchymal transition in hepatocellular carcinoma. *Gastroenterology*, **129**, 1375–1383.

Graf, L., Herklotz, R., Huber, A.R. & Korte, W. (2008) [Old and new iron parameters in iron metabolism and diagnostics]. *Ther Umsch*, **65**, 519–528.

Gu, Y.Z., Moran, S.M., Hogenesch, J.B., Wartman, L. & Bradfield, C.A. (1998) Molecular characterization and chromosomal localization of a third alpha-class hypoxia inducible factor subunit, HIF3alpha. *Gene Expr*, **7**, 205–213.

Gustafsson, M.V., Zheng, X., Pereira, T., Gradin, K., Jin, S., Lundkvist, J., Ruas, J.L., Poellinger, L., Lendahl, U. & Bondesson, M. (2005) Hypoxia requires notch signaling to maintain the undifferentiated cell state. *Dev Cell*, **9**, 617–628.

Hahne, J.C., Okuducu, A.F., Sahin, A., Fafeur, V., Kiriakidis, S. & Wernert, N. (2008) The transcription factor ETS-1: its role in tumour development and strategies for its inhibition. *Mini Rev Med Chem*, **8**, 1095–1105.

Hamilton, S.R. & Aaltonen, L.A. (2000) World Health Organization Classification of Tumors. Pathology and genetics of tumors of the digestive system. *IARC Press London*.

Hann, H.W., Stahlhut, M.W. & Menduke, H. (1991) Iron enhances tumor growth. Observation on spontaneous mammary tumors in mice. *Cancer*, **68**, 2407–2410.

Hardwick, J.C., Kodach, L.L., Offerhaus, G.J. & van, d.B.G. (2008) Bone morphogenetic protein signalling in colorectal cancer. *Nat Rev Cancer*, **8**, 806–812.

Hatakeyama, S., Ohara-Nemoto, Y., Kyakumoto, S. & Satoh, M. (1993) Expression of bone morphogenetic protein in human adenocarcinoma cell line. *Biochem Biophys Res Commun*, **190**, 695–701.

Heinicke, K., Hofer, T., Wenger, R.H. & Gassmann, M. (2002) Die zelluläre Antwort auf Sauerstoffmangel. *Deutsche Zeitschrift für Sportmedizin*, 10, 270–276.

Helczynska, K., Kronblad, A., Jogi, A., Nilsson, E., Beckman, S., Landberg, G. & Pahlman, S. (2003) Hypoxia promotes a dedifferentiated phenotype in ductal breast carcinoma in situ. *Cancer Res*, **63**, 1441–1444.

Hellerbrand, C., Amann, T., Schlegel, J., Wild, P., Bataille, F., Spruss, T., Hartmann, A. & Bosserhoff, A.K. (2008) The novel gene MIA2 acts as a tumour suppressor in hepatocellular carcinoma. *Gut*, **57**, 243–251.

Hellerbrand, C., Hartmann, A., Richter, G., Knoll, A., Wiest, R., Scholmerich, J. & Lock, G. (2001) Hepatocellular carcinoma in southern Germany: epidemiological and clinicopathological characteristics and risk factors. *Dig Dis*, **19**, 345–351.

Hellerbrand, C., Poppl, A., Hartmann, A., Scholmerich, J. & Lock, G. (2003) HFE C282Y heterozygosity in hepatocellular carcinoma: evidence for an increased prevalence. *Clin Gastroenterol Hepatol*, **1**, 279–284.

Hillen, F., van, d.W.A., Creytens, D., Vermeulen, A.H. & Griffioen, A.W. (2006) Proliferating endothelial cells, but not microvessel density, are a prognostic parameter in human cutaneous melanoma. *Melanoma Res*, **16**, 453–457.

Hirota, K. & Semenza, G.L. (2005) Regulation of hypoxia-inducible factor 1 by prolyl and asparaginyl hydroxylases. *Biochem Biophys Res Commun*, **338**, 610–616.

Hjertner, O., Hjorth-Hansen, H., Borset, M., Seidel, C., Waage, A. & Sundan, A. (2001) Bone morphogenetic protein-4 inhibits proliferation and induces apoptosis of multiple myeloma cells. *Blood*, **97**, 516–522.

Hockel, M. & Vaupel, P. (2001) Biological consequences of tumor hypoxia. *Semin Oncol*, **28**, 36–41.

Hogan, B.L. (1996) Bone morphogenetic proteins in development. *Curr Opin Genet Dev*, **6**, 432–438.

Hsu, M.Y., Rovinsky, S., Penmatcha, S., Herlyn, M. & Muirhead, D. (2005) Bone morphogenetic proteins in melanoma: angel or devil? *Cancer Metastasis Rev*, **24**, 251–263.

Huang, F.W., Pinkus, J.L., Pinkus, G.S., Fleming, M.D. & Andrews, N.C. (2005) A mouse model of juvenile hemochromatosis. *J Clin Invest*, **115**, 2187–2191.

Huang, G.W., Yang, L.Y. & Lu, W.Q. (2005) Expression of hypoxia-inducible factor 1alpha and vascular endothelial growth factor in hepatocellular carcinoma: Impact on neovascularization and survival. *World J Gastroenterol*, **11**, 1705–1708.

Huang, X., Dai, J., Fournier, J., Ali, A.M., Zhang, Q. & Frenkel, K. (2002) Ferrous ion autoxidation and its chelation in iron-loaded human liver HepG2 cells. *Free Radic Biol Med*, **32**, 84–92.

Ishiyama, T., Kano, J., Minami, Y., Iijima, T., Morishita, Y. & Noguchi, M. (2003) Expression of HNFs and C/EBP alpha is correlated with immunocytochemical differentiation of cell lines derived from human hepatocellular carcinomas, hepatoblastomas and immortalized hepatocytes. *Cancer Sci*, **94**, 757–763.

Ito, Y., Miyoshi, E., Takeda, T., Sakon, M., Noda, K., Tsujimoto, M., Monden, M., Taniguchi, N. & Matsuura, N. (2000) Expression and possible role of ets-1 in hepatocellular carcinoma. *Am J Clin Pathol*, **114**, 719–725.

Ivan, M., Kondo, K., Yang, H., Kim, W., Valiando, J., Ohh, M., Salic, A., Asara, J.M., Lane, W.S. & Kaelin, W.G., JR (2001) HIFalpha targeted for VHL-mediated destruction by proline hydroxylation: implications for O2 sensing. *Science*, **292**, 464-468.

Iyer, N.V., Kotch, L.E., Agani, F., Leung, S.W., Laughner, E., Wenger, R.H., Gassmann, M., Gearhart, J.D., Lawler, A.M., Yu, A.Y. & Semenza, G.L. (1998) Cellular and developmental control of O2 homeostasis by hypoxia-inducible factor 1 alpha. *Genes Dev*, **12**, 149-162.

Jaakkola, P., Mole, D.R., Tian, Y.M., Wilson, M.I., Gielbert, J., Gaskell, S.J., Kriegsheim, A., Hebestreit, H.F., Mukherji, M., Schofield, C.J., Maxwell, P.H., Pugh, C.W. & Ratcliffe, P.J. (2001) Targeting of HIF-alpha to the von Hippel-Lindau ubiquitylation complex by O2-regulated prolyl hydroxylation. *Science*, **292**, 468-472.

Jacobs, C., Moghaddam, A., Wölfl, C. & von der Linden, P., Wentzensen, A., Zimmermann, G. (2008) Wachstumshormaone und BMP. *Trauma und Berufskrankheit*, **10**, 226-229.

Jeong, J.W., Bae, M.K., Ahn, M.Y., Kim, S.H., Sohn, T.K., Bae, M.H., Yoo, M.A., Song, E.J., Lee, K.J. & Kim, K.W. (2002) Regulation and destabilization of HIF-1alpha by ARD1-mediated acetylation. *Cell*, **111**, 709-720.

Jiang, B.H., Agani, F., Passaniti, A. & Semenza, G.L. (1997) V-SRC induces expression of hypoxia-inducible factor 1 (HIF-1) and transcription of genes encoding vascular endothelial growth factor and enolase 1: involvement of HIF-1 in tumor progression. *Cancer Res*, **57**, 5328-5335.

Jiang, B.H., Rue, E., Wang, G.L., Roe, R. & Semenza, G.L. (1996) Dimerization, DNA binding, and transactivation properties of hypoxia-inducible factor 1. *J Biol Chem*, **271**, 17771-17778.

Jiang, B.H., Zheng, J.Z., Leung, S.W., Roe, R. & Semenza, G.L. (1997) Transactivation and inhibitory domains of hypoxia-inducible factor 1alpha. Modulation of transcriptional activity by oxygen tension. *J Biol Chem*, **272**, 19253-19260.

Jiang, Y., Xu, W., Lu, J., He, F. & Yang, X. (2001) Invasiveness of hepatocellular carcinoma cell lines: contribution of hepatocyte growth factor, c-met, and transcription factor Ets-1. *Biochem Biophys Res Commun*, **286**, 1123-1130.

Kalluri, R. (2009) EMT: when epithelial cells decide to become mesenchymal-like cells. *J Clin Invest*, **119**, 1417-1419.

Katoh, M. (2007) Networking of WNT, FGF, Notch, BMP, and Hedgehog signaling pathways during carcinogenesis. *Stem Cell Rev*, **3**, 30-38.

Kautz, L., Meynard, D., Besson-Fournier, C., Darnaud, V., Al, S.T., Coppin, H. & Roth, M.P. (2009) BMP/Smad signaling is not enhanced in Hfe-deficient mice despite increased Bmp6 expression. *Blood*, **114**, 2515-2520.

Kautz, L., Meynard, D., Monnier, A., Darnaud, V., Bouvet, R., Wang, R.H., Deng, C., Vaulont, S., Mosser, J., Coppin, H. & Roth, M.P. (2008) Iron regulates phosphorylation of Smad1/5/8 and gene expression of Bmp6, Smad7, Id1, and Atoh8 in the mouse liver. *Blood*, **112**, 1503-1509.

Kawabata, H., Yang, R., Hirama, T., Vuong, P.T., Kawano, S., Gombart, A.F. & Koeffler, H.P. (1999) Molecular cloning of transferrin receptor 2. A new member of the transferrin receptor-like family. *J Biol Chem*, **274**, 20826–20832.

Kawabata, M., Imamura, T. & Miyazono, K. (1998) Signal transduction by bone morphogenetic proteins. *Cytokine Growth Factor Rev*, **9**, 49–61.

Ke, Q. & Costa, M. (2006) Hypoxia-inducible factor-1 (HIF-1). *Mol Pharmacol*, **70**, 1469–1480.

Kijima, H., Sawada, T., Tomosugi, N. & Kubota, K. (2008) Expression of hepcidin mRNA is uniformly suppressed in hepatocellular carcinoma. *BMC Cancer*, **8**, 167.

Kim, I.Y. & Kim, S.J. (2006) Role of bone morphogenetic proteins in transitional cell carcinoma cells. *Cancer Lett*, **241**, 118–123.

Kim, K.R., Moon, H.E. & Kim, K.W. (2002) Hypoxia-induced angiogenesis in human hepatocellular carcinoma. *J Mol Med*, **80**, 703–714.

King, G.N. (2001) The importance of drug delivery to optimize the effects of bone morphogenetic proteins during periodontal regeneration. *Curr Pharm Biotechnol*, **2**, 131–142.

Kleeff, J., Maruyama, H., Ishiwata, T., Sawhney, H., Friess, H., Buchler, M.W. & Korc, M. (1999) Bone morphogenetic protein 2 exerts diverse effects on cell growth in vitro and is expressed in human pancreatic cancer in vivo. *Gastroenterology*, **116**, 1202–1216.

Knittel, T., Fellmer, P., Muller, L. & Ramadori, G. (1997) Bone morphogenetic protein-6 is expressed in nonparenchymal liver cells and upregulated by transforming growth factor-beta 1. *Exp Cell Res*, **232**, 263–269.

Kozawa, O., Matsuno, H. & Uematsu, T. (2001) Involvement of p70 S6 kinase in bone morphogenetic protein signaling: vascular endothelial growth factor synthesis by bone morphogenetic protein-4 in osteoblasts. *J Cell Biochem*, **81**, 430–436.

Krause, A., Neitz, S., Magert, H.J., Schulz, A., Forssmann, W.G., Schulz-Knappe, P. & Adermann, K. (2000) LEAP-1, a novel highly disulfide-bonded human peptide, exhibits antimicrobial activity. *FEBS Lett*, **480**, 147–150.

Krijt, J., Fujikura, Y., Sefc, L., Vokurka, M., Hlobenova, T. & Necas, E. (2009) Hepcidin downregulation by repeated bleeding is not mediated by soluble hemojuvelin. *Physiol Res*.

Kubicka, S., Rudolph, K.L., Hanke, M., Tietze, M.K., Tillmann, H.L., Trautwein, C. & Manns, M. (2000) Hepatocellular carcinoma in Germany: a retrospective epidemiological study from a low-endemic area. *Liver*, **20**, 312–318.

Kudo, M., Chung, H. & Osaki, Y. (2003) Prognostic staging system for hepatocellular carcinoma (CLIP score): its value and limitations, and a proposal for a new staging system, the Japan Integrated Staging Score (JIS score). *J Gastroenterol*, **38**, 207–215.

Lando, D., Peet, D.J., Gorman, J.J., Whelan, D.A., Whitelaw, M.L. & Bruick, R.K. (2002) FIH-1 is an asparaginyl hydroxylase enzyme that regulates the transcriptional activity of hypoxia-inducible factor. *Genes Dev*, **16**, 1466–1471.

Langenfeld, E.M., Calvano, S.E., Abou-Nukta, F., Lowry, S.F., Amenta, P. & Langenfeld, J. (2003) The mature bone morphogenetic protein-2 is aberrantly expressed in non-small cell lung carcinomas and stimulates tumor growth of A549 cells. *Carcinogenesis*, **24**, 1445–1454.

Langenfeld, E.M. & Langenfeld, J. (2004) Bone morphogenetic protein-2 stimulates angiogenesis in developing tumors. *Mol Cancer Res*, **2**, 141–149.

Lau, W.Y. & Lai, E.C. (2008) Hepatocellular carcinoma: current management and recent advances. *Hepatobiliary Pancreat Dis Int*, **7**, 237–257.

Lee, P., Peng, H., Gelbart, T. & Beutler, E. (2004) The IL-6- and lipopolysaccharide-induced transcription of hepcidin in HFE-, transferrin receptor 2-, and beta 2-microglobulin-deficient hepatocytes. *Proc Natl Acad Sci U S A*, **101**, 9263–9265.

Lee, P., Peng, H., Gelbart, T., Wang, L. & Beutler, E. (2005) Regulation of hepcidin transcription by interleukin-1 and interleukin-6. *Proc Natl Acad Sci U S A*, **102**, 1906–1910.

Levrero, M. (2006) Viral hepatitis and liver cancer: the case of hepatitis C. *Oncogene*, **25**, 3834–3847.

Lin, L., Goldberg, Y.P. & Ganz, T. (2005) Competitive regulation of hepcidin mRNA by soluble and cell-associated hemojuvelin. *Blood*, **106**, 2884–2889.

Lin, L., Valore, E.V., Nemeth, E., Goodnough, J.B., Gabayan, V. & Ganz, T. (2007) Iron transferrin regulates hepcidin synthesis in primary hepatocyte culture through hemojuvelin and BMP2/4. *Blood*, **110**, 2182–2189.

Linden, T., Katschinski, D.M., Eckhardt, K., Scheid, A., Pagel, H. & Wenger, R.H. (2003) The antimycotic ciclopirox olamine induces HIF-1alpha stability, VEGF expression, and angiogenesis. *FASEB J*, **17**, 761–763.

Lisy, K. & Peet, D.J. (2008) Turn me on: regulating HIF transcriptional activity. *Cell Death Differ*, **15**, 642–649.

Llovet, J.M., Bru, C. & Bruix, J. (1999) Prognosis of hepatocellular carcinoma: the BCLC staging classification. *Semin Liver Dis*, **19**, 329–338.

Makino, Y., Kanopka, A., Wilson, W.J., Tanaka, H. & Poellinger, L. (2002) Inhibitory PAS domain protein (IPAS) is a hypoxia-inducible splicing variant of the hypoxia-inducible factor-3alpha locus. *J Biol Chem*, **277**, 32405–32408.

Maxwell, P.H., Pugh, C.W. & Ratcliffe, P.J. (1993) Inducible operation of the erythropoietin 3' enhancer in multiple cell lines: evidence for a widespread oxygen-sensing mechanism. *Proc Natl Acad Sci U S A*, **90**, 2423–2427.

Literaturverzeichnis

Maxwell, P.H., Wiesener, M.S., Chang, G.W., Clifford, S.C., Vaux, E.C., Cockman, M.E., Wykoff, C.C., Pugh, C.W., Maher, E.R. & Ratcliffe, P.J. (1999) The tumour suppressor protein VHL targets hypoxia-inducible factors for oxygen-dependent proteolysis. *Nature*, **399**, 271–275.

Mazzaferro, V., Regalia, E., Doci, R., Andreola, S., Pulvirenti, A., Bozzetti, F., Montalto, F., Ammatuna, M., Morabito, A. & Gennari, L. (1996) Liver transplantation for the treatment of small hepatocellular carcinomas in patients with cirrhosis. *N Engl J Med*, **334**, 693–699.

Meier, V. & Ramadori, G. (2009) Clinical staging of hepatocellular carcinoma. *Dig Dis*, **27**, 131–141.

Mena, N.P., Esparza, A., Tapia, V., Valdes, P. & Nunez, M.T. (2008) Hepcidin inhibits apical iron uptake in intestinal cells. *Am J Physiol Lung Cell Mol Physiol*, **294**, G192-8.

Meynard, D., Kautz, L., Darnaud, V., Canonne-Hergaux, F., Coppin, H. & Roth, M.P. (2009) Lack of the bone morphogenetic protein BMP6 induces massive iron overload. *Nat Genet*, **41**, 478–481.

Mikami, S., Oya, M., Mizuno, R., Murai, M., Mukai, M. & Okada, Y. (2006) Expression of Ets-1 in human clear cell renal cell carcinomas: implications for angiogenesis. *Cancer Sci*, **97**, 875–882.

Mitchell, P. & Tollervey, D. (2000) mRNA stability in eukaryotes. *Curr Opin Genet Dev*, **10**, 193–198.

Miyazono, K., Kamiya, Y. & Morikawa, M. (2010) Bone morphogenetic protein receptors and signal transduction. *J Biochem*, **147**, 35–51.

Miyazono, K., Maeda, S. & Imamura, T. (2005) BMP receptor signaling: transcriptional targets, regulation of signals, and signaling cross-talk. *Cytokine Growth Factor Rev*, **16**, 251–263.

Molloy, E.L., Adams, A., Moore, J.B., Masterson, J.C., Madrigal-Estebas, L., Mahon, B.P. & O'Dea, S. (2008) BMP4 induces an epithelial-mesenchymal transition-like response in adult airway epithelial cells. *Growth Factors*, **26**, 12–22.

Muckenthaler, M.U., Galy, B. & Hentze, M.W. (2008) Systemic iron homeostasis and the iron-responsive element/iron-regulatory protein (IRE/IRP) regulatory network. *Annu Rev Nutr*, **28**, 197–213.

Nicolas, G., Bennoun, M., Devaux, I., Beaumont, C., Grandchamp, B., Kahn, A. & Vaulont, S. (2001) Lack of hepcidin gene expression and severe tissue iron overload in upstream stimulatory factor 2 (USF2) knockout mice. *Proc Natl Acad Sci U S A*, **98**, 8780–8785.

Nohe, A., Keating, E., Knaus, P. & Petersen, N.O. (2004) Signal transduction of bone morphogenetic protein receptors. *Cell Signal*, **16**, 291–299.

Oikawa, M., Abe, M., Kurosawa, H., Hida, W., Shirato, K. & Sato, Y. (2001) Hypoxia induces transcription factor ETS-1 via the activity of hypoxia-inducible factor-1. *Biochem Biophys Res Commun*, **289**, 39–43.

Okuda, K., Ohtsuki, T., Obata, H., Tomimatsu, M., Okazaki, N., Hasegawa, H., Nakajima, Y. & Ohnishi, K. (1985) Natural history of hepatocellular carcinoma and prognosis in relation to treatment. Study of 850 patients. *Cancer*, **56**, 918–928.

Ozaki, I., Mizuta, T., Zhao, G., Zhang, H., Yoshimura, T., Kawazoe, S., Eguchi, Y., Yasutake, T., Hisatomi, A., Sakai, T. & Yamamoto, K. (2003) Induction of multiple matrix metalloproteinase genes in human hepatocellular carcinoma by hepatocyte growth factor via a transcription factor Ets-1. *Hepatol Res*, **27**, 289–301.

Pantopoulos, K. (2004) Iron metabolism and the IRE/IRP regulatory system: an update. *Ann N Y Acad Sci*, **1012**, 1–13.

Park, C.H., Valore, E.V., Waring, A.J. & Ganz, T. (2001) Hepcidin, a urinary antimicrobial peptide synthesized in the liver. *J Biol Chem*, **276**, 7806–7810.

Park, S.K., Dadak, A.M., Haase, V.H., Fontana, L., Giaccia, A.J. & Johnson, R.S. (2003) Hypoxia-induced gene expression occurs solely through the action of hypoxia-inducible factor 1alpha (HIF-1alpha): role of cytoplasmic trapping of HIF-2alpha. *Mol Cell Biol*, **23**, 4959–4971.

Park, Y., Kim, J.W., Kim, D.S., Kim, E.B., Park, S.J., Park, J.Y., Choi, W.S., Song, J.G., Seo, H.Y., Oh, S.C., Kim, B.S., Park, J.J., Kim, Y.H. & Kim, J.S. (2008) The Bone Morphogenesis Protein-2 (BMP-2) is Associated with Progression to Metastatic Disease in Gastric Cancer. *Cancer Res Treat*, **40**, 127–132.

Parkin, D.M. (2004) International variation. *Oncogene*, **23**, 6329–6340.

Parkin, D.M., Bray, F., Ferlay, J. & Pisani, P. (2005) Global cancer statistics, 2002. *CA Cancer J Clin*, **55**, 74–108.

Piccirillo, S.G. & Vescovi, A.L. (2006) Bone morphogenetic proteins regulate tumorigenicity in human glioblastoma stem cells. *Ernst Schering Found Symp Proc*, 59–81.

Raida, M., Clement, J.H., Leek, R.D., Ameri, K., Bicknell, R., Niederwieser, D. & Harris, A.L. (2005) Bone morphogenetic protein 2 (BMP-2) and induction of tumor angiogenesis. *J Cancer Res Clin Oncol*, **131**, 741–750.

Rankin, E.B. & Giaccia, A.J. (2008) The role of hypoxia-inducible factors in tumorigenesis. *Cell Death Differ*, **15**, 678–685.

Rothhammer, T., Bataille, F., Spruss, T., Eissner, G. & Bosserhoff, A.K. (2007) Functional implication of BMP4 expression on angiogenesis in malignant melanoma. *Oncogene*, **26**, 4158–4170.

Rothhammer, T., Hahne, J.C., Florin, A., Poser, I., Soncin, F., Wernert, N. & Bosserhoff, A.K. (2004) The Ets-1 transcription factor is involved in the development and invasion of malignant melanoma. *Cell Mol Life Sci*, **61**, 118–128.

Rothhammer, T., Poser, I., Soncin, F., Bataille, F., Moser, M. & Bosserhoff, A.K. (2005) Bone morphogenic proteins are overexpressed in malignant melanoma and promote cell invasion and migration. *Cancer Res*, **65**, 448–456.

Ruas, J.L., Poellinger, L. & Pereira, T. (2002) Functional analysis of hypoxia-inducible factor-1 alpha-mediated transactivation. Identification of amino acid residues critical for transcriptional activation and/or interaction with CREB-binding protein. *J Biol Chem*, **277**, 38723–38730.

Ryan, H.E., Lo, J. & Johnson, R.S. (1998) HIF-1 alpha is required for solid tumor formation and embryonic vascularization. *EMBO J*, **17**, 3005–3015.

Samad, T.A., Rebbapragada, A., Bell, E., Zhang, Y., Sidis, Y., Jeong, S.J., Campagna, J.A., Perusini, S., Fabrizio, D.A., Schneyer, A.L., Lin, H.Y., Brivanlou, A.H., Attisano, L. & Woolf, C.J. (2005) DRAGON, a bone morphogenetic protein co-receptor. *J Biol Chem*, **280**, 14122–14129.

Schmidt, P.J., Toran, P.T., Giannetti, A.M., Bjorkman, P.J. & Andrews, N.C. (2008) The transferrin receptor modulates Hfe-dependent regulation of hepcidin expression. *Cell Metab*, **7**, 205–214.

Schofield, C.J. & Ratcliffe, P.J. (2004) Oxygen sensing by HIF hydroxylases. *Nat Rev Cancer*, **5**, 343–354.

Seglen, P.O. (1976) Preparation of isolated rat liver cells. *Methods Cell Biol*, **13**, 29–83.

Semela, D., Heim, M. (2006) Management des hepatozellulären Karzinoms: Diagnose, Staging und Behandlungsstrategien. *Onkologie*, **4**, 23–27.

Semela, D., Heim, M. (2008) Hepatozelluläres Karzinom: Screening, Diagnostik und Therapie. *Schweiz Med Forum*, **8**, 404–408.

Semenza, G. (2002) Signal transduction to hypoxia-inducible factor 1. *Biochem Pharmacol*, **64**, 993–998.

Semenza, G.L. (2000) HIF-1: using two hands to flip the angiogenic switch. *Cancer Metastasis Rev*, **19**, 59–65.

Semenza, G.L. (2001) HIF-1 and mechanisms of hypoxia sensing. *Curr Opin Cell Biol*, **13**, 167–171.

Semenza, G.L. (2001) Hypoxia-inducible factor 1: control of oxygen homeostasis in health and disease. *Pediatr Res*, **49**, 614–617.

Semenza, G.L. (2003) Targeting HIF-1 for cancer therapy. *Nat Rev Cancer*, **3**, 721–732.

Semenza, G.L., Jiang, B.H., Leung, S.W., Passantino, R., Concordet, J.P., Maire, P. & Giallongo, A. (1996) Hypoxia response elements in the aldolase A, enolase 1, and lactate dehydrogenase A gene promoters contain essential binding sites for hypoxia-inducible factor 1. *J Biol Chem*, **271**, 32529–32537.

Semenza, G.L., Roth, P.H., Fang, H.M. & Wang, G.L. (1994) Transcriptional regulation of genes encoding glycolytic enzymes by hypoxia-inducible factor 1. *J Biol Chem*, **269**, 23757–23763.

Semenza, G.L. & Wang, G.L. (1992) A nuclear factor induced by hypoxia via de novo protein synthesis binds to the human erythropoietin gene enhancer at a site required for transcriptional activation. *Mol Cell Biol*, **12**, 5447–5454.

Severyn, C.J., Shinde, U. & Rotwein, P. (2009) Molecular biology, genetics and biochemistry of the repulsive guidance molecule family. *Biochem J*, **422**, 393–403.

Shibaji, T., Nagao, M., Ikeda, N., Kanehiro, H., Hisanaga, M., Ko, S., Fukumoto, A. & Nakajima, Y. (2003) Prognostic significance of HIF-1 alpha overexpression in human pancreatic cancer. *Anticancer Res*, **23**, 4721–4727.

Sieber, C., Kopf, J., Hiepen, C. & Knaus, P. (2009) Recent advances in BMP receptor signaling. *Cytokine Growth Factor Rev*, **20**, 343–355.

Siegel, A.B. & Zhu, A.X. (2009) Metabolic syndrome and hepatocellular carcinoma: two growing epidemics with a potential link. *Cancer*, **115**, 5651–5661.

Silvestri, L., Pagani, A. & Camaschella, C. (2008) Furin-mediated release of soluble hemojuvelin: a new link between hypoxia and iron homeostasis. *Blood*, **111**, 924–931.

Silvestri, L., Pagani, A., Nai, A., De, D.I., Kaplan, J. & Camaschella, C. (2008) The serine protease matriptase-2 (TMPRSS6) inhibits hepcidin activation by cleaving membrane hemojuvelin. *Cell Metab*, **8**, 502–511.

Simic, P. & Vukicevic, S. (2007) Bone morphogenetic proteins: from developmental signals to tissue regeneration. Conference on bone morphogenetic proteins. *EMBO Rep*, **8**, 327–331.

Sobin, L.H. & Wittekind, C. (2002) TNM Classification of Malignant Tumors (UICC). *Willey-Liss Verlag, New York*

Sorrentino, P., D'Angelo, S., Ferbo, U., Micheli, P., Bracigliano, A. & Vecchione, R. (2009) Liver iron excess in patients with hepatocellular carcinoma developed on non-alcoholic steato-hepatitis. *J Hepatol*, **50**, 351–357.

Stättner, S., Karner, J., Haidinger, G., Mikulits, W., Meng, S., Karnel, F., Sellner, F. & Pöhnl, R. (2009) Management des Hepatozellulären Karzinoms (HCC). *Östereichische Gesellschaft für Onkologie*.

Sugimachi, K., Tanaka, S., Kameyama, T., Taguchi, K., Aishima, S., Shimada, M., Sugimachi, K. & Tsuneyoshi, M. (2003) Transcriptional repressor snail and progression of human hepatocellular carcinoma. *Clin Cancer Res*, **9**, 2657–2664.

Tacchini, L., Bianchi, L., Bernelli-Zazzera, A. & Cairo, G. (1999) Transferrin receptor induction by hypoxia. HIF-1-mediated transcriptional activation and cell-specific post-transcriptional regulation. *J Biol Chem*, **274**, 24142–24146.

Talks, K.L., Turley, H., Gatter, K.C., Maxwell, P.H., Pugh, C.W., Ratcliffe, P.J. & Harris, A.L. (2000) The expression and distribution of the hypoxia-inducible factors HIF-1alpha and HIF-2alpha in normal human tissues, cancers, and tumor-associated macrophages. *Am J Pathol*, **157**, 411–421.

Tanimoto, K., Makino, Y., Pereira, T. & Poellinger, L. (2000) Mechanism of regulation of the hypoxia-inducible factor-1 alpha by the von Hippel-Lindau tumor suppressor protein. *EMBO J*, **19**, 4298–4309.

ten Dijke, P., Korchynskyi, O., Valdimarsdottir, G. & Goumans, M.J. (2003) Controlling cell fate by bone morphogenetic protein receptors. *Mol Cell Endocrinol*, **211**, 105–113.

Theriault, B.L., Shepherd, T.G., Mujoomdar, M.L. & Nachtigal, M.W. (2007) BMP4 induces EMT and Rho GTPase activation in human ovarian cancer cells. *Carcinogenesis*, **28**, 1153–1162.

Thomas, M.B. & Abbruzzese, J.L. (2005) Opportunities for targeted therapies in hepatocellular carcinoma. *J Clin Oncol*, **23**, 8093–8108.

Truksa, J., Lee, P. & Beutler, E. (2009) Two BMP responsive elements, STAT, and bZIP/HNF4/COUP motifs of the hepcidin promoter are critical for BMP, SMAD1, and HJV responsiveness. *Blood*, **113**, 688–695.

Truksa, J., Peng, H., Lee, P. & Beutler, E. (2006) Bone morphogenetic proteins 2, 4, and 9 stimulate murine hepcidin 1 expression independently of Hfe, transferrin receptor 2 (Tfr2), and IL-6. *Proc Natl Acad Sci U S A*, **103**, 10289–10293.

Truksa, J., Peng, H., Lee, P. & Beutler, E. (2007) Different regulatory elements are required for response of hepcidin to interleukin-6 and bone morphogenetic proteins 4 and 9. *Br J Haematol*, **139**, 138–147.

Tseng, H.H., Chang, J.G., Hwang, Y.H., Yeh, K.T., Chen, Y.L. & Yu, H.S. (2009) Expression of hepcidin and other iron-regulatory genes in human hepatocellular carcinoma and its clinical implications. *J Cancer Res Clin Oncol*, **135**, 1413–1420.

Uchimura, T., Komatsu, Y., Tanaka, M., McCann, K.L. & Mishina, Y. (2009) Bmp2 and Bmp4 genetically interact to support multiple aspects of mouse development including functional heart development. *Genesis*, **47**, 374–384.

Urist, M.R. (1965) Bone: formation by autoinduction. *Science*, **150**, 893–899.

van Zijl, F., Zulehner, G., Petz, M., Schneller, D., Kornauth, C., Hau, M., Machat, G., Grubinger, M., Huber, H. & Mikulits, W. (2009) Epithelial-mesenchymal transition in hepatocellular carcinoma. *Future Oncol*, **5**, 1169–1179.

Vaupel, P. & Mayer, A. (2007) Hypoxia in cancer: significance and impact on clinical outcome. *Cancer Metastasis Rev*, **26**, 225–239.

Verga Falzacappa, M.V., Casanovas, G., Hentze, M.W. & Muckenthaler, M.U. (2008) A bone morphogenetic protein (BMP)-responsive element in the hepcidin promoter controls HFE2-mediated hepatic hepcidin expression and its response to IL-6 in cultured cells. *J Mol Med*, **86**, 531–540.

Viatte, L. & Vaulont, S. (2009) Hepcidin, the iron watcher. *Biochimie*, **91**, 1223–1228.

Volke, M., Gale, D.P., Maegdefrau, U., Schley, G., Klanke, B., Bosserhoff, A.K., Maxwell, P.H., Eckardt, K.U. & Warnecke, C. (2009) Evidence for a lack of a direct transcriptional suppression of the iron regulatory peptide hepcidin by hypoxia-inducible factors. *PLoS One*, **4**, e7875.

von Bubnoff, A. & Cho, K.W. (2001) Intracellular BMP signaling regulation in vertebrates: pathway or network? *Dev Biol*, **239**, 1–14.

von Marschall, Z., Cramer, T., Hocker, M., Finkenzeller, G., Wiedenmann, B. & Rosewicz, S. (2001) Dual mechanism of vascular endothelial growth factor upregulation by hypoxia in human hepatocellular carcinoma. *Gut*, **48**, 87–96.

Vujic Spasic, M., Kiss, J., Herrmann, T., Galy, B., Martinache, S., Stolte, J., Grone, H.J., Stremmel, W., Hentze, M.W. & Muckenthaler, M.U. (2008) Hfe acts in hepatocytes to prevent hemochromatosis. *Cell Metab*, **7**, 173–178.

Waliszewski, P. (1997) Complexity, dynamic cellular network, and tumorigenesis. *Pol J Pathol*, **48**, 235–241.

Wang, G.L., Jiang, B.H., Rue, E.A. & Semenza, G.L. (1995) Hypoxia-inducible factor 1 is a basic-helix-loop-helix-PAS heterodimer regulated by cellular O2 tension. *Proc Natl Acad Sci U S A*, **92**, 5510–5514.

Wang, G.L. & Semenza, G.L. (1993) Desferrioxamine induces erythropoietin gene expression and hypoxia-inducible factor 1 DNA-binding activity: implications for models of hypoxia signal transduction. *Blood*, **82**, 3610–3615.

Wang, G.L. & Semenza, G.L. (1993) General involvement of hypoxia-inducible factor 1 in transcriptional response to hypoxia. *Proc Natl Acad Sci U S A*, **90**, 4304–4308.

Wang, R.H., Li, C., Xu, X., Zheng, Y., Xiao, C., Zerfas, P., Cooperman, S., Eckhaus, M., Rouault, T., Mishra, L. & Deng, C.X. (2005) A role of SMAD4 in iron metabolism through the positive regulation of hepcidin expression. *Cell Metab*, **2**, 399–409.

Wang, W., Hayashi, Y., Ninomiya, T., Ohta, K., Nakabayashi, H., Tamaoki, T. & Itoh, H. (1998) Expression of HNF-1 alpha and HNF-1 beta in various histological differentiations of hepatocellular carcinoma. *J Pathol*, **184**, 272–278.

Warburg, O. (1956) On the origin of cancer cells. *Science*, **123**, 309–314.

Wasylyk, B., Wasylyk, C., Flores, P., Begue, A., Leprince, D. & Stehelin, D. (1990) The c-ets proto-oncogenes encode transcription factors that cooperate with c-Fos and c-Jun for transcriptional activation. *Nature*, **346**, 191–193.

Weidemann, A. & Johnson, R.S. (2008) Biology of HIF-1alpha. *Cell Death Differ*, **15**, 621–627.

Wenger, R.H. (2002) Cellular adaptation to hypoxia: O2-sensing protein hydroxylases, hypoxia-inducible transcription factors, and O2-regulated gene expression. *FASEB J*, **16**, 1151–1162.

Wenger, R.H. & Gassmann, M. (1997) Oxygen(es) and the hypoxia-inducible factor-1. *Biol Chem*, **378**, 609–616.

Wilhelm, S., Carter, C., Lynch, M., Lowinger, T., Dumas, J., Smith, R.A., Schwartz, B., Simantov, R. & Kelley, S. (2006) Discovery and development of sorafenib: a multikinase inhibitor for treating cancer. *Nat Rev Cancer*, **5**, 835–844.

Willette, R.N., Gu, J.L., Lysko, P.G., Anderson, K.M., Minehart, H. & Yue, T. (1999) BMP-2 gene expression and effects on human vascular smooth muscle cells. *J Vasc Res*, **36**, 120–125.

Wozney, J.M., Rosen, V., Celeste, A.J., Mitsock, L.M., Whitters, M.J., Kriz, R.W., Hewick, R.M. & Wang, E.A. (1988) Novel regulators of bone formation: molecular clones and activities. *Science*, **242**, 1528–1534.

Wörns, M.-A., Schuchmann, M., Kanzler, S., Weinmann, A. & Galle, P.R. (2007) Molekulare Pathogenese des Leberzellkarzinoms. *Gastroenterologe*, **2**, 12-19.

Wrighting, D.M. & Andrews, N.C. (2006) Interleukin-6 induces hepcidin expression through STAT3. *Blood*, **108**, 3204–3209.

Wu, X.Z. (2008) New strategy of antiangiogenic therapy for hepatocellular carcinoma. *Neoplasma*, **55**, 472–481.

Wu, X.Z., Xie, G.R. & Chen, D. (2007) Hypoxia and hepatocellular carcinoma: The therapeutic target for hepatocellular carcinoma. *J Gastroenterol Hepatol*, **22**, 1178–1182.

Xia, Y., Babitt, J.L., Sidis, Y., Chung, R.T. & Lin, H.Y. (2008) Hemojuvelin regulates hepcidin expression via a selective subset of BMP ligands and receptors independently of neogenin. *Blood*, **111**, 5195–5204.

Xiao, Y.T., Xiang, L.X. & Shao, J.Z. (2007) Bone morphogenetic protein. *Biochem Biophys Res Commun*, **362**, 550–553.

Yoshimura, H., Dhar, D.K., Kohno, H., Kubota, H., Fujii, T., Ueda, S., Kinugasa, S., Tachibana, M. & Nagasue, N. (2004) Prognostic impact of hypoxia-inducible factors 1alpha and 2alpha in colorectal cancer patients: correlation with tumor angiogenesis and cyclooxygenase-2 expression. *Clin Cancer Res*, **10**, 8554–8560.

Zaret, K.S. (2001) Hepatocyte differentiation: from the endoderm and beyond. *Curr Opin Genet Dev*, **11**, 568–574.

Zhang, A.S., Anderson, S.A., Meyers, K.R., Hernandez, C., Eisenstein, R.S. & Enns, C.A. (2007) Evidence that inhibition of hemojuvelin shedding in response to iron is mediated through neogenin. *J Biol Chem*, **282**, 12547–12556.

Zhang, A.S., Yang, F., Wang, J., Tsukamoto, H. & Enns, C.A. (2009) Hemojuvelin-neogenin interaction is required for bone morphogenic protein-4-induced hepcidin expression. *J Biol Chem*, **284**, 22580–22589.

Zhou, Q.J., Huang, Y.D., Xiang, L.X., Shao, J.Z., Zhou, G.S., Yao, H., Dai, L.C. & Lu, Y.L. (2007) In vitro differentiation of embryonic stem cells into hepatocytes induced by fibroblast growth factors and bone morphological protein-4. *Int J Biochem Cell Biol*, **39**, 1714–1721.

Zhu, A.X. (2008) Development of sorafenib and other molecularly targeted agents in hepatocellular carcinoma. *Cancer*, **112**, 250–259.

Zundel, W., Schindler, C., Haas-Kogan, D., Koong, A., Kaper, F., Chen, E., Gottschalk, A.R., Ryan, H.E., Johnson, R.S., Jefferson, A.B., Stokoe, D. & Giaccia, A.J. (2000) Loss of PTEN facilitates HIF-1-mediated gene expression. *Genes Dev*, **14**, 391–396.

Abkürzungsverzeichnis

Abb.	Abbildung(en)
AK	Antikörper
Amp	Ampicillin
APS	Ammoniumpersulfat
as	antisense
ATP	Adenosintriphosphat
BCA	Bicinchromsäure
bp	Basenpaare
BSA	bovines Serumalbumin
cDNA	copy DNA
CBP	CREB-Binding Protein
dd$H_2$0	bidestilliertes Wasser
DMEM	Dulbeccos modified eagle medium
DMSO	Dimethylsulfoxid
DNA	desoxyribonucleic acid; Desoxyribonukleinsäure
dNTP	Desoxyriobonukleosidtriphosphat
ds	Doppelstrang
DTT	Dithiothreitol
EDTA	Ethylendiamin-N',N',N',N',Tetraacetat
EGF	Epidermal Growth Factor
EGTA	Ethylenglycol-bis(2-aminoethylether)- N',N',N',N',Tetraacetat
ERK	Extracellular Signaling-Regulated Kinase
et al.	et alii (lat.: „und andere")
FGF	Fibroblast Growth Factor
FKS	Fötales Kälberserum
g	Gramm; Gravitationskraft
h	Stunden
HGF	Hepatocyte Growth Factor
IGF	Insulin-like Growth Factor
k	Kilo (10^3)
kb	Kilobasen(paare)
kDa	Kilo-Dalton
l	Liter
LB	Luria Bertani
m	Milli (10^{-3})
M	Mol; molar
mA	Milliampere
min	Minute(n)
mRNA	messenger-RNA
µ	Mikro (10^{-6})

n	Nano (10^{-9})
nm	Nanometer
n.d.	nicht detektierbar
ns	nicht signifikant
OD	Optische Dichte
p	Pico (10^{-12})
PAA	Poly-Acrylamid
PAGE	Polyacrylamidgelelektrophorese
PBS	phosphate buffered saline
PCR	Polymerase Chain Reaction
pH	negativer dekadischer Logarithmus der Wasserstoffionenkonzentration
PTEN	Phosphatase and Tensin Homolog
PVDF	Polyvinylidendifluorid
RIPA	radio-immunoprecipitation assay
RNA	ribonucleic acid; Ribonukleinsäure
RT	Reverse Transkription
RT-PCR	reverse transcriptase polymerase chain reaction
SDS	Sodiumdodecylsulfat; Natriumdodecylsulfat
sec bzw. s	Sekunde(n)
s.e.m	standard error of the mean; Standardabweichung des Mittelwerts
SRC	V-SRC Avian Sarcoma Viral Oncogene
TAE	Tris-Acetat-EDTA-Puffer
TBE	Tris-(hydroxymethyl)-aminomethan-Borat-EDTA
TEMED	N,N,N',N'-Tetramethyldiamin
TGF	Transforming Growth Factor
U	Unit; Uracil
Upm	Umdrehungen pro Minute
UV	Ultraviolett
V	Volt
VEGF	Vascular Endothelial Growth Factor
(v/v)	Volumenprozent (volume per volume)
(w/v)	Gewicht pro Volumen (weight per volume)
(w/w)	Gewichtsprozent (weight per weight)
°C	Grad Celsius

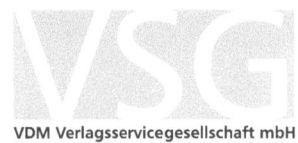

Die VDM Verlagsservicegesellschaft sucht für wissenschaftliche Verlage abgeschlossene und herausragende

Dissertationen, Habilitationen, Diplomarbeiten, Master Theses, Magisterarbeiten usw.

für die kostenlose Publikation als Fachbuch.

Sie verfügen über eine Arbeit, die hohen inhaltlichen und formalen Ansprüchen genügt, und haben Interesse an einer honorarvergüteten Publikation?

Dann senden Sie bitte erste Informationen über sich und Ihre Arbeit per Email an *info@vdm-vsg.de*.

Sie erhalten kurzfristig unser Feedback!

VDM Verlagsservicegesellschaft mbH
Dudweiler Landstr. 99   Telefon +49 681 3720 174
D - 66123 Saarbrücken   Fax   +49 681 3720 1749

www.vdm-vsg.de

Die VDM Verlagsservicegesellschaft mbH vertritt

 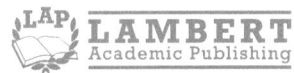 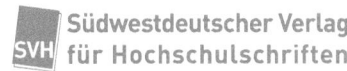

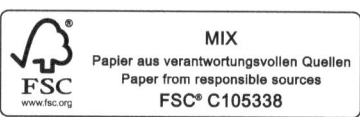

Printed by Books on Demand GmbH, Norderstedt / Germany